重庆市沙坪坝区科学技术委员会科普资助项目

健康中国行之健康科普知识进农村丛书

老年残疾家庭护理

总主编 杜亚明 刘怀清

主 审 徐新献 刘怀清

主 编 沈 军 吴海峰

副主编 唐良元 罗 凤 李 刚

编 委（按姓氏笔画排序）

车小雯 石先伦 龙 轩 任 柳

严天娇 李飞燕 李立伟 杨萍萍

吴 林 余丽霞 张征然 罗 雄

郑 文 郑函尹

人民卫生出版社

图书在版编目（CIP）数据

老年残疾家庭护理/沈军，吴海峰主编. —北京：人民卫生出版社，2017

（健康中国行之健康科普知识进农村丛书）

ISBN 978-7-117-23570-9

Ⅰ.①老… Ⅱ.①沈…②吴… Ⅲ.①老年-残疾人-家庭-护理 Ⅳ.①R473.2

中国版本图书馆 CIP 数据核字（2016）第 310742 号

| 人卫智网 | www.ipmph.com | 医学教育、学术、考试、健康，购书智慧智能综合服务平台 |
| 人卫官网 | www.pmph.com | 人卫官方资讯发布平台 |

老年残疾家庭护理

主　　编　沈　军　吴海峰
出版发行　人民卫生出版社（中继线 010-59780011）
地　　址　北京市朝阳区潘家园南里 19 号
邮　　编　100021
E - mail：pmph @ pmph. com
购书热线　010-59787592　010-59787584　010-65264830
印　　刷　三河市潮河印业有限公司
经　　销　新华书店
开　　本　850×1168　1/32　印张：3.5
字　　数　62 千字
版　　次　2017 年 4 月第 1 版　2018 年 12 月第 1 版第 4 次印刷
标准书号　ISBN 978-7-117-23570-9/R·23571
定　　价　13.00 元

打击盗版举报电话：010-59787491　E-mail：WQ @ pmph. com
（凡属印装质量问题请与本社市场营销中心联系退换）

　　《健康中国行之健康科普知识进农村丛书》是
"接地气，顺趋势，应民意，长知识"之作，此丛书是
针对城乡居民及广大农村留守人群的健康卫生、心理
疏导、权益保障、子女教育、老年疾病防治等方面科
普知识宣传教育的书籍。此书是由医学专家编写，但
对健康知识讲解、切贴百姓、通俗易懂、图文并茂，
兼顾了我国当前城镇农村人群健康科普知识现状而撰
写，可满足广大城乡居民、农民朋友对健康知识的渴
求，适用于广大基层大众阅读、推广应用。

　　2016年8月全国卫生与健康大会上，习近平总书
记强调"没有全民健康，就没有全面小康"，因此启迪
广大基层民众的健康思维，开启健康教育，就成为实
现全民健康、提高人民大众科学素养的重要任务与责
任。全民健康不仅要让基层的医疗水平普遍提高，也
要以提高基层大众健康知识素养为基石；《健康中国行
之健康科普知识进农村丛书》著书目的与国家卫计委
践行"健康中国行——全民健康素养促进活动"不谋

而合，为此次活动提供了优质而全面健康知识科普书籍。本丛书9本分册，有《常见疾病防治小妙招》《儿童常见疾病预防》《儿童卫生保健》《儿童心理疏导》《妇女卫生保健》《家庭急救知识》《老人常见病防治》《老人常见疾病的家庭康复》《老年残疾家庭护理》。本丛书知识全面具体，弘扬健康理念、传承科学思维，让普通百姓也可以拥有更多的渠道接受养生、防病、医疗方面的科学知识，贴合我国的社会发展现状、紧跟当代国人生活节奏的科普教育，必将在提高基层大众健康素养方面发挥重要的影响和作用。

中国工程院院士

2016 年 12 月 8 日

2006 年，联合国通过了具有里程碑意义的《残疾人权利公约》，它是联合国历史上第一个保护残疾人权利的国际公约。2007 年，我国加入《残疾人权利公约》，2008 年，中共中央国务院出台《关于促进残疾人事业发展的意见》，表明党和政府高度重视残疾人康复保障事业的发展。

在人口老龄化不断加剧的大背景下，老年残疾人口不断增长，成为不可忽视的重要群体。近年来社会对老年残疾人群的关注度不断提高，了解老年残疾人社会生活状况、生理心理特征、康复护理知识，成为社会各阶层和广大老年残疾人家庭的迫切需要。

本书系统地介绍了老年残疾人健康评估、心理护理、日常生活护理，并重点阐述老年肢体残疾、先天残疾、听力残疾、视力残疾、智力残疾等各类残疾的定义、危险因素、临床表现、治疗和康复护理知识，以及与老年残疾人有关的政策。全书内容丰富，通俗易懂，好学易记，是一本实用性很强，适合老年人、残疾人、照顾者等人群的科普读物。

沈 军

2016 年 11 月

目　录

第一章　老年残疾人的健康评价 / 1

　　一、什么是老年人和老年残疾人 / 1

　　二、老年残疾人在我国是什么情况 / 2

　　三、怎么发现老年残疾人的健康问题 / 2

　　四、老年残疾人如何分类、分级 / 2

　　五、怎么测量体温、脉搏、呼吸、血压 / 4

　　六、怎么判断老年残疾人能不能独立生活 / 7

　　七、怎么评价老年残疾人住的地方安全否 / 8

第二章　老年残疾人的心理 / 10

　　一、影响老年残疾人心理的因素有哪些 / 10

　　二、老年残疾人常见心理问题的表现有哪些 / 13

　　三、如何应对老年残疾人常见心理问题 / 14

第三章　老年残疾人日常生活护理 / 20

　　一、如何保持老年残疾人皮肤健康 / 20

　　二、老年残疾人如何穿着 / 23

　　三、如何保持口腔的清洁 / 25

　　四、如何正确饮食 / 26

　　五、如何保持正常的大小便排泄 / 27

六、如何正确安排休息和活动 / 30

七、如何保护老年残疾人的安全 / 33

第四章　老年肢体残疾的康复与护理 / 34

一、什么是老年肢体残疾 / 34

二、老年肢体残疾有哪些危险因素 / 35

三、老年肢体残疾有哪些表现 / 39

四、如何进行老年肢体残疾的康复护理 / 42

五、如何预防老年肢体残疾 / 47

六、如何进行截肢后的康复护理 / 51

第五章　老年先天残疾 / 58

一、什么是老年先天残疾 / 58

二、如何预防老年先天残疾 / 58

第六章　老年听力残疾 / 62

一、什么是老年性耳聋 / 62

二、为什么会出现老年性耳聋 / 63

三、老年性耳聋有哪些表现 / 64

四、如何处理老年性耳聋 / 64

五、如何使用助听器 / 66

六、如何保养助听器 / 69

第七章　老年视力残疾 / 71

一、老年人视力不好怎么办 / 71

二、如何处理老年性白内障 / 72

三、如何处理老年性青光眼 / 74

四、如何处理老年性糖尿病视网膜病变 / 76

五、如何处理老年性高血压视网膜病变 / 77

第八章　智力残疾 / 79

一、什么是智力残疾 / 79

二、智力残疾有哪些危险因素 / 79

三、智力残疾有哪些表现 / 80

四、如何治疗智力残疾 / 80

五、如何促进老人智力残疾的康复 / 84

六、如何预防智力残疾 / 89

第九章　与老年残疾人相关的政策支持 / 92

一、老年残疾人的供养 / 92

二、老年残疾人的护理和康复 / 93

三、老年残疾人无障碍建设 / 94

四、老年残疾人精神慰藉与心理建设／96

五、各级残疾人联合会如何帮助老年

　　残疾人／96

六、老年残疾人享有哪些优惠政策／100

七、老年残疾人如何申请法律帮助和

　　法律援助／102

第一章

老年残疾人的健康评价

一、什么是老年人和老年残疾人

老年是人一生中的关键时段。在我国把 60 岁和 60 岁以上的人看成老年人。老年人还可以分为老年人 (60~89 岁)、长寿老人（90 岁和以上）、百岁老人 (100 岁和以上)。随着生活水平和医疗水平的提高，我国人口的平均寿命已达到 74.8 岁。第六次全国人口普查显示，60 岁及以上人口为 1.78 亿，占总人口数的 13.26%，其中 65 岁及以上人口占 8.87%。

老年残疾人是指随着年龄的增长，身体某些功能下降，如视力、听力、言语、肢体、智力、精神等变差，或者因为生病受到损害，而不能像正常人一样生活的老年人。包括随着年龄的增大，身体自然变老造成的功能损害，还包括因意外或生病等原因造成。

二、老年残疾人在我国是什么情况

随着人的寿命的延长，老年人患病与残疾的风险也在增加，老年残疾人需要社会高度关注。根据2006年的数据，老年残疾人数占全国残疾人口的53.23%，超过了一半。照这样发展，到2050年老年残疾人的数量和比例将会达到70%以上。

三、怎么发现老年残疾人的健康问题

判断老年残疾人是不是健康、哪里有问题，要通过健康评价，也就是说可以通过观察、交谈、体格检查、借助评估工具、查找相关记录资料等一些方法来给身体打个分、做个总结。现在的健康不光指身体健康，还有心理健康，能适应社会，所以这些方面都要去评价一下。

四、老年残疾人如何分类、分级

1. 什么情况称为残疾

《中华人民共和国残疾人保障法》第二条规定：残疾人是指在心理、生理、人体结构上，由于某种组织、功能丧失或者不正常，全部或者部分丧失以正常方式从事某种活动能力的人，残疾人包括视力残疾、听力残疾、言语残疾、肢体残疾、智力残疾、精神残疾、多重残疾和其他残疾的人。

2. 老年残疾人怎么分类

根据国际功能、残疾和健康分类的标准，把残疾程度分为病损、活动受限、参与局限三类。病损常见的如偏瘫（运动功能障碍）、截肢（形态异常），为生物学水平的残疾；活动受限常见的如生活自理能力、步行能力、交流能力、完成任务的能力丧失或受限，老人不是以正常的行为、方式和范围进行各种活动等，例如：参与局限常见的如老人参与学习、工作和社会生活受到局限，限制和妨碍了他发挥应有的社会作用。

3. 老年残疾人怎么分级

对于各类残疾又有不同的分级。视力残疾由于各种原因导致双眼视力障碍或视野缩小，不能进行一般人所能从事的工作、学习或其他活动，有盲和低视力两种；听力残疾由于各种原因导致双耳听力丧失或听觉障碍（经治疗一年以上不愈者），有聋和重听两种；言语残疾由于各种原因导致的言语障碍（经治疗一年以上者），而不能进行正常的言语交往活动，言语残疾可以分四级；智力残疾指人的智力活动能力明显低于一般人的水平，并显示出适应行为的障碍，可以分为

3

轻、中、重三度；肢体残疾指人因四肢的残缺、麻痹及畸形而导致运动功能障碍，肢体残疾包括脑瘫，偏瘫、脊髓疾病及损伤，脊柱畸形，肢体残疾可以分四级；精神残疾指精神病患者病情持续一年以上并导致其对家庭、社会应尽职能出现一定程度的障碍，也可以分为轻、中、重三度。

老年残疾除了视力残疾、听力残疾、言语残疾、肢体残疾、智力残疾、精神残疾，还有多重残疾和其他残疾。关于各类残疾的程度，要由特定的部门来认定。

五、怎么测量体温、脉搏、呼吸、血压

1. 体温　最常见的是测量腋温，方法如下：

（1）测量之前首先确定体温计有没有破损，水银柱甩到35℃以下。

（2）如果有汗水，用毛巾擦干腋下（俗称胳肢窝），将体温计水银端（金属部分）放在腋窝深处紧贴皮肤，胳膊靠近身体将体温计夹紧，5~10分钟后取出看度数。如果测腋温不方便也可以将温度计放到舌的下面左右两侧，测量三分钟，注意不要用牙齿咬温度计，以防破裂。正常安静状态下体温为36~37℃。体温升高也就是平常说的发烧，如果体温在

37.4～38℃为低热，38.1～39℃为中等热，39.1～41℃为高热，超过41℃为超高热。发烧时要找到发烧的原因，及时治疗。如果是中、低度发烧，可以用湿毛巾或冰块（用毛巾包裹）敷额头、腋窝来降温，也可以用温水擦身；超过39℃就最好看医生，针对病因治疗并使用退烧药。由于老年人身体产热减少，在寒冷的冬天，体弱的老年残疾人还可能出现低体温。当出现怕冷、皮肤和面色苍白甚至有时浮肿、脉搏细弱、呼吸缓慢、血压偏低时可能就是体温过低了，要及时增加衣服，注意保暖，还要多活动增强抗寒能力。当体温降到35℃时，就会出现昏昏欲睡、反应迟钝、不吃不喝、不解大小便的表现，这时应立即到医院治疗。

2. 脉搏 即"把脉"，脉搏可以反映心脏工作的情况，正确测量脉搏非常重要。方法如下：

（1）检查脉搏前应安静休息，把前臂和手平放在舒适位置，手掌朝上。

（2）用食指、中指、无名指指端并拢按在手腕外侧有脉搏跳动处，数一分钟。老年人脉搏较慢，安静状态下一般每分钟55～60次。测量脉搏除了注意搏动的次数，还要注意搏动是否规律。常见的脉搏异常有下面几种：①脉搏加快，自己能够感觉到心跳变快，即脉搏每分钟大于60次，有时还会感到心悸（有落气或心脏停跳的感觉）。②脉搏缓慢，脉搏每分钟小于

55 次，有头昏、乏力等表现。③脉搏不规则，如时快时慢，中间有暂停等。老年人脉搏异常常见于心肌炎、冠心病、风心病等，多伴有一些症状，如头晕、胸闷、胸痛、气急、多汗、面色苍白、四肢发冷、抽搐、昏迷等，应到医院接受正规治疗，生活中应注意休息，避免劳累。

3.呼吸 一呼一吸为一次，可以观察老人的胸腹部起伏，一起一伏算一次呼吸，老人正常呼吸次数每分钟约 14～16 次，应该是均匀的。老年人常见的呼吸异常是呼吸困难，表现为呼吸费力，胸闷气短。引起呼吸困难的病因很多，有肺的疾病，如慢性阻塞性肺疾病（最常见）、哮喘（发作性呼吸困难）、肺炎、肺不张、血气胸、肺癌等；还有心脏的疾病，如心衰等；还可能是贫血代偿引起。出现呼吸困难，应去医院看医生，了解一下肺功能，拍个胸片或者 CT 检查，查明原因，接下来根据病因进行治疗。平时可以多做深呼吸，步行或爬缓坡等运动锻炼肺功能。

4.血压 可用电子血压计或水银血压计测量，正常收缩压为 90～140mmHg（毫米汞柱），正常舒张压为 60～90mmHg。当收缩压超过 140mmHg 和（或）舒张压超过 90mmHg 称为高血压，高血压是老年人常见的慢性疾病。患了高血压要在医生的指导下规律服用降压药物，而且一旦开始药物降压治疗，应坚持正规的用药，不要随意减量或停药。同时还要坚持运动，如散步、慢跑、游泳等，降低体重、少吃动物内脏和高脂肪食物、少吃盐、少喝酒、戒烟、多吃蔬菜水果等。

六、怎么判断老年残疾人能不能独立生活

　　想要判断能不能独立生活，需不需要别人照料，可以根据平常的日常生活能力，即衣食住行等方面，如能不能穿脱衣服、吃饭、走路、上下楼、洗脸刷牙洗澡、上厕所等，如果这些简单活动自己做不到会严重影响生活，需要随时有人照顾。如果买菜、做饭、洗衣、扫地、用电话、旅游等这些复杂活动做不到会对生活产生一定的影响，这种情况就需要有人协助其生活。可以通过打分来判断老年残疾人需要多大程度的帮助，见表1-1。

表1-1　判断老年残疾人能否独立生活

日常活动项目	独立	部分独立，需部分帮助	需极大帮助	完全不能独立
进食	10	5	0	\
洗澡	5	0	\	\
修饰（洗脸，刷牙，刮脸，梳头）	5	0	\	\

7

续表

日常活动项目	独立	部分独立，需部分帮助	需极大帮助	完全不能独立
穿衣（包括系鞋带等）	10	5	0	\
控制大便	10	5（偶尔失控）	0	\
控制小便	10	5（偶尔失控）	0	\
用厕（包括拭净，整理衣裤，冲水）	10	5	0	\
轮椅转移	15	10	5	0
平地行走45米	15	10	5	0
上下楼梯	10	5	0	\

注：根据得分，将日常生活活动能力分为良、中、差三级：

>60分为良，有轻度功能障碍，能独立完成部分日常活动，需要部分帮助。

60~41分为中，需要极大帮助方能完成日常生活活动。

<40分为差，有重度功能障碍，大部分日常生活活动不能完成，随时需要他人服侍。

七、怎么评价老年残疾人住的地方安全否

老年残疾人因为有功能障碍所以给生活带来很多不方便，他们居住的环境必须保证安全，便于老年残疾人活动。评价老年残疾人住的地方是否安全可以参考表1-2列出的一些问题。

表1-2 老年残疾人居住环境安全评价重点

部位	评价重点
一般居室	
● 光线、通风	房间亮不亮？通风好不好？
● 温度、湿度	舒不舒服？一般温度应为18~22℃，湿度为50%~60%
● 地面	是不是平整、干燥？通道有没有东西挡？滑不滑？
● 家具	放的稳不稳，会不会挡路？家具边角是不是光滑？
● 床、沙发	高度是否在膝盖以下？一般高度为50~60厘米
● 开关、电线	是不是方便？是不是挨着火源、热源？
● 取暖设备	放的地方安全吗？方便开关不？
厨房	
● 地板	滑不滑？过道是否有障碍物？
● 燃气	"开"、"关"是否有明显标志？是否有报警装置？
洗手间	
● 门	门锁向里向外都能打开吗？
● 地板	滑不滑？
● 便池	高低合适吗？有没有扶手？
● 浴盆	高度合适吗？盆底有没有防滑垫？
● 淋浴房	冷热水开关标志是否明显？墙壁是否有扶手？脚下有没有防滑垫？
楼梯	
● 光线	光线亮不亮？
● 台阶	平整吗？有没有破损，高度合适吗？
● 扶手	有没有防护，墙边有没有扶手？

第二章

老年残疾人的心理

一、影响老年残疾人心理的因素有哪些

1. 来自自身的原因

器官的老化以及患病的增加。随着年龄的不断增大，老人常感觉四肢酸软、身体疲惫或其他的不适，使其行动变得迟缓和困难，给本身由于残疾生活不方便的老年人带来更大的不便，使其不由自主地想到自己确实老了，腿脚不利落了，不能像正常人生活，老人深感苦恼；再者由于器官功能的老化，患病的机会增加，面对疾病的折磨，其心理压力比一般的老年人更大、更强烈，表现为沉默不语，对生活丧失希望，任何事情都激不起老人兴趣，感觉自己是生活的累赘。思考问题时反应变慢，也不喜欢跟朋友亲戚来往，常常独来独往，深感孤独和寂寞。

尽管医学的进步和卫生医疗条件的改善使人类的

平均寿命持续的延长，但对于残疾和死亡，大多数老年残疾人都表现出悲观、绝望、害怕等心理变化。

2. 来自社会的原因

（1）社会角色转变的影响：步入老年前就已经残疾的老年残疾人，以前还可以通过自身的残余功能自食其力或是力所能及地帮助家里人，现在老了，身体各器官老化，身体素质下降，逐渐变成一个完全依赖家庭的老年残疾人。他们通常表现出心有余而力不足、无用、悲观等情绪。而步入老年后才残疾的老年残疾人，从独立的生活转入需要被人照顾的老年残疾人，这种角色转换对这类老年残疾者生活和心理都是一次很大的打击。首先经济收入减少，其次丧失了劳动的满足感、充实感和成就感，成了家里的"拖油瓶"，同时还打破了老人工作时养成的特定的生活方式和生活习惯，现在突然变成一个成天起居生活都需要依赖别人照顾的拖累，心理很难转过弯来。由于这些种种改变，老年残疾人不愿参加任何社交活动，使其越来越封闭、脱离社会。

（2）婚姻状况的影响：美满、幸福的婚姻让人产生安全感和归宿感，而不幸的婚姻则让人悲伤和痛苦。老年残疾人的婚姻问题以离婚和丧偶为主。离婚，双方老人都将面对孤独，有被抛弃的感觉。丧偶对老年残疾人的心理影响最为严重，老人常因难以承受丧偶的悲伤，整日以泪洗面，悲痛欲绝，甚至因过度悲伤

11

而患病，觉得被世界遗忘和抛弃。

（3）家庭情况的影响：对于老年残疾人来说，如果经济条件较好，不仅能衣食无忧，而且能有钱看病，减轻家庭的经济负担，往往会显得心胸开阔，无用感较弱。相反，如果经济方面比较拮据，老年残疾人为生计发愁，容易产生焦虑不安的情绪。同时获得社会和家人的尊重和爱是老年残疾人的两种重要心理需要，渴望从子女晚辈中得到尊敬和爱护。

（4）社会因素的影响：①社会风气：尊老爱幼是我们中国的传统美德，尤其是进入老龄化社会以后，整个社会应该形成良好的社会风气——关注、关心、关爱、尊重老年残疾人，这样有利于老年残疾人积极心理的形成。例如，在公共汽车上主动为老年残疾人让座，热心照顾孤寡的老年残疾人等。②社会福利状况：良好的社会福利是实现老有所养、老有所医、老有所为、老有所乐、老有所学的必要条件，在我国主要是通过国家和社会向老年残疾人提供具有优惠性质的生活、医疗、保健、康复、娱乐等服务。这些对老年残疾人的心理将产生积极影响。③社会人际关系：良好的社会人际关系对人的心理起到积极的作用。例如：老年残疾人能正确地处理好邻里关系，经常走动往来，这样会使老年残疾人产生生活的积极感，而不会整日呆在家中闷闷不乐变得孤独。

二、老年残疾人常见心理问题的表现有哪些

1. 自卑

老年残疾人由于残疾常自认为一无是处、无能，低人一等，被人看不起，同时还伴有一些特殊的情绪，如害羞、不安、内疚、忧郁、失望等，不愿与人交往，性格变得孤僻、胆怯、没自信，不爱说话和与人交流，丧失对人生及生活的信心。比如，别人本来真心地夸奖他，他则会认为是在挖苦他。具体来说表现在以下两个方面。

（1）敏感：老人对人对事都非常敏感，别人一句不经意的话，都会在其心里引起胡乱猜忌。

（2）心态失衡：残疾老人是弱势群体中的弱势者，常常会经历被人欺负，被人瞧不起，其内心很不服气，敢怒而不敢言。久而久之就会难以忍受，恼羞成怒，产生过激言行，因为一点点小事就大动干戈，拳脚相向，甚至残杀或自杀等倾向或行为。

2. 孤独

孤独感是残疾人普遍存在的一种心理问题，孤独感是一种自我封闭的心理反应，是感到自身和外界隔绝或受到外界排斥所产生出来的孤伶苦闷的情感。通常人在渴望交往而实际交往情况不佳时容易产生孤独

感。许多残疾人由于自身生理或心理的缺陷，往往觉得自己低人一等，他们能参加的社会活动很受限，有的残疾人（如肢残人和盲人行动不便）甚至基本没有活动场所。与人沟通交流受到极大的限制，使其渐渐脱离正常人群，久而久之便产生强烈的孤独感。主要表现为不愿出门，也不愿意与人说话，回避与他人接触，回绝别人的邀请等。

3. 抑郁

抑郁症状多样、表现不一，典型症状是情绪低落、思维迟缓和意志活动减退，即"三低症状"。具体来说，轻者闷闷不乐、兴趣减退，重者痛不欲生、度日如年、生不如死，大都表现出无用感、无助感等；觉得"脑子就像生锈的机器，转不动了"；不想做事，也不愿和周围的人接触交往，常独坐一旁或整日卧床不起，甚至可以发展为不语、不动、不食，最后萌发轻生的念头，认为"自己活在世上是多余"、"结束生命是一种解脱"。

14

三、如何应对老年残疾人常见心理问题

1. 老人应怎么生活

（1）开心生活：首先，一个人的时候，给自己安排一些感兴趣的事情去做。如读读书、看看报、听听新闻等。其次，信任别人，培养自己以及他人生活或事件的兴趣（这样可以使交流更容易些），然后每天拿一点时间去接触他人，帮助他人，为他人做自己能做的事，这样会使你感到自己被人需要。再者，努力参加集体活动，成为集体中的一员和他人一起分享快乐，一起分担责任和痛苦。

当遇到挫折，心情不好，最好是找家人或好朋友倾诉，倾诉是缓解压抑情绪、释放压力的非常有效的手段，如果有人真诚而又耐心地来听老人的倾诉，就会有一种如释重负、一吐为快的感觉。如果不愿与别人倾诉时，可以静坐在家中聆听一些舒缓的自己喜欢的音乐和歌曲，也可以到户外做一些自己平常喜欢的事，如江边田园散步，钓鱼，旅游等。

（2）树立信心，规律作息，按时参加康复训练：老人应正视年老和残疾事实，坦然面对自己的缺陷，向成功残疾人士学习，如无手著名摄影家郑龙华、合唱指挥付红英等，对自己做出公正全面的评价，树立信心，克服困难，积极主动参加康复训练，改善躯体功能，提高生活自理能力。发挥残存的身体功能，为家庭和社会做自己力所能及的事，产生有用感，体现自身价值。

2. 家人如何发挥关爱

家人对老人应真诚关爱，以乐观、正确的态度看待老年残疾人，让老年残疾人感受到有亲人爱护和支

15

持。俗话说："不怕缺金少银，就怕骨肉不亲"。儿女应常为老人做顿可口的饭菜，在老人生病的时候，悉心照料，不要和老人较劲，更不能恶语相向。应理解老人的心理，鼓励进行康复治疗，为其康复创造一种良好的心理氛围。其次，家人还应挖掘老人的潜力，培养他们的自信心。比如说，耳朵听不见了，但也许对色彩很敏感，可以尝试画画；眼睛看不见了，也许对音乐较敏感，可鼓励老人学习拉二胡，吹笛子等。再者，支持和鼓励老人参加有益的集体活动，如上老年大学，义务讲座等，做到"老有所用"，"老有所乐"，丰富老年残疾人的精神文化生活。

3. 心理调适小技巧

（1）森田疗法：①不要去想过去的事情，只关心现在的状况，珍惜目前的身体情况，并尽力改善残存的机体，对未来充满信心。②不要注重自己的情绪，关键是要行动着手去做自己想实现的事。③养成顺其自然的态度，不应该有过多的期望。人活着就常会伴有烦躁不安，应该有一种来者不拒，顺其自然的心态，继续做自己该做的事。④了解自己性格，扬长避短。应该通过积极的社会生活适应与磨炼，发挥性格中的优点，抑制性格中的缺点。

（2）认知疗法：①无论做什么事情，要经得起失败和挫折。尤其是在对老人的功能康复锻炼时，一定不要灰心丧气。②从实际出发，给自己制定切实可行的目标，并持之以恒，脚踏实地的为实现自己的目标而努力。如根据残疾老人的情况用一两个星期教老人学习如何扣扣子。③不能总担心未来的事情，从现在、从自己、从身边小事做起，心平气和地做力所能及的事情。④不能认为"无论做什么都必须成功"，"别人必须怎样对我"，遭遇点挫折便概括为自己"无用"、"失败者"，遇到不幸便认为自己"前途渺茫"，要客观的看待自己的能力和周围的一切事物。

（3）自我暗示法：主要是通过语言暗示。一般是用不出声的内部语言默念进行，但也可以自言自语，甚至在无人的地方大声对自己说话，比如说"我会煮饭，我有用"，"我的女儿对我很好"等；还可以把想说的写在本子上、纸条上，贴在墙上、床头，压在玻璃板下等，以便自己能经常看到。进行自我暗示要注意：①需要选择恰当的时间，如早晨刚醒、中午午休和晚上入睡前进行效果较好。②尽量使身心平静，放松精神，排除杂念，在精力很集中的情况下进行。

（4）想象脱敏疗法：①首先将自己内心的不愉快、焦虑等写出来，由轻到重依次将它们排列出来。例如，自卑，害怕与人说话，可以列出下面想象的层次：第一，和熟悉的人说熟悉的事情，第二，和熟悉的人说不熟悉的事情。第三，和不经常接触的人说熟悉的事情。第四，和不经常接触的人说不熟悉的事情。第五，在几个人面前讲话。第六，在较多人面前讲话。第七，

17

在陌生的场合讲话。第八，在众多人面前讲话。②让自己一直处于放松状态，然后按照排序由轻到重依次想象这些项目所描述的情境，使情境保持 30 秒左右。③如果能够进入放松状态就可以想象下一个层次，如果不能放松就重复进行。直到某一想象时能完全放松。④第一天开始练习时，项目可不超过 3 ~5 个，感到累之前就要停止。三四天后可逐渐练完全部项目。通过对所列的全部项目二三遍的练习后，如都能达到了松弛，那么就克服了心理的问题。

（5）放松疗法

1）肌肉放松技巧

第一，以吸气、呼气结合放松暗示。先深深吸一口气，慢慢吐气，暗示自己会随呼气达到完全放松，同时把"内在不愉快"从吐气中排出。

第二，集中注意力去发觉肌肉紧张的地方，每次吐气时去感觉压力从额头到脚趾释放出来。

头部：按照上述方法，想象压力由头部释放出去；

肩膀、手臂：想象压力在吐气时由肩膀和手指释放出去；

胸部：想象压力在吐气时由胸部释放出；

胃部：吐气时感觉胃部的肌肉放松了，压力被舒适感取代；

臀部、腿部：吐气时压力由足部释放出。

第三，按摩想象：为达到深层肌肉的松弛，可想象外面的微风、浪潮等在轻揉皮肤和肌肉。

第四，感觉氧气进入身体的各个部位，全身感觉充满活力，完全放松。

2）视觉放松技巧：人在看到绿色、蓝色的视觉中能使心理放松。①绿色让人心灵宁静，心胸开阔，减少烦躁，消除紧张心理。②蓝色具有镇定作用，当人烦躁、气愤时，蓝色还能使心灵平静，冷静思考问题。

3）听觉放松技巧：舒缓音乐可以清洗脑中的杂思，情绪得到平复。可以用来进行心灵的放松的中国传统音乐例如《高山流水》、《阳春白雪》、《梁祝》等，西方音乐如德沃夏克的《幽默曲》，莫扎特的《摇篮曲》、《安魂曲》和舒曼的《梦幻曲》等。

4）触觉放松技巧：老年残疾人肌肉紧张，血管变硬，皮肤失去光泽，血液不流畅，需要进行定期的肌肉按摩，促使血液流畅，循环加速，肌肉的放松会带来心理的愉快感。按摩时要注意房间的温暖、空气的流通、身心放松及衣服的宽松等。

（6）深呼吸法：①练习呼吸首先要练习深呼吸：用鼻子进行一次长而深的深呼吸，在心里慢慢数到5。吸足气之后，屏住呼吸，再数5次。然后用鼻子慢慢吐气，同时数到10。②练习以上呼吸方式，坚持几分钟。每隔1周，增加2分钟的冥想（心理默想愉快的事）时间，直到每天可以进行15~30分钟的练习。

19

第三章

老年残疾人日常生活护理

一、如何保持老年残疾人皮肤健康

1. 老年残疾人该怎样保护皮肤？

（1）保持皮肤清洁：冬季每周洗澡 1~2 次，夏季可每天 1 次。洗澡的室温调节在 24~26℃，水温以 35~40℃左右为宜；合适的水温可促进皮肤血液循环，改善新陈代谢、延缓老化过程。洗澡时间以 10~15 分钟为宜，时间过长易发生胸闷、晕厥等意外；洗浴时应注意避免碱性肥皂的刺激，应选择弱酸性的硼酸皂，比如，上海硼酸浴皂、舒肤佳香皂或完美沐浴露等；沐浴用的毛巾应柔软不粗糙，洗时轻擦，以防损伤皮肤保护层；

（2）选择合适的护肤品：老年残疾人皮肤干燥、皱纹多，可以选择含橄榄油、硅酮油、透明质酸等成分的保湿润肤剂，如多芬或欧舒丹的润肤乳；也可选择含人参、花粉、珍珠、胎盘、鹿茸等成分的营养护肤品，比如大宝 SOD 蜜，以促进血液循环，增加皮肤弹性，提高皮肤抵抗力；还可选择含维生素 A、维生素 E 的自然堂护肤品等，有助于抗衰老抗黑色素生成，祛斑增白，防晒除皱。

（3）避免刺激性饮食：老年人应尽量减少浓茶、咖啡、辣椒、海鲜等刺激性饮品和饮食，改变吸烟酗酒等不良嗜好，合理饮食可以预防皮炎、湿疹、荨麻疹等瘙痒性皮肤病的发生。

2. 为什么容易出现 "皮肤瘙痒"，怎样预防和处理？

（1）皮肤瘙痒原因：老年人皮肤有其自身的特殊性，皮肤及附属器官皮脂腺、汗腺等萎缩，含水量下降，皮下脂肪变薄，皮肤变软、变薄、干燥起皱，皮肤的适应能力和抵抗力下降，受到不良刺激易发生瘙痒。

常见瘙痒的原因：第一，气温因素，过冷过热的刺激、干燥都易引起皮肤瘙痒。第二，衣服因素，粗糙内衣、化纤品等容易刺激皮肤引起瘙痒。第三，饮食方面，饮酒、抽烟、喝浓茶、咖啡、食虾蟹、辛辣食物等易引起瘙痒。第四，体内寄生虫感染，主要表现为肛门周围，外阴部瘙痒为主，瘙痒发作常发生在脱衣后和入睡前。其他如过敏，神经精神功能障碍、糖尿病、甲状腺功能异常、胆道疾病、肾炎、肿瘤都可以引起皮肤瘙痒。

（2）皮肤瘙痒的预防和处理：第一，根据气温变化注意防寒保暖，避免损伤刺激皮肤。第二，内衣应选择棉织物，对皮肤刺激小，既保暖又不过紧，以利于血液循环。第三，饮食方面以清淡、平和为宜，对于各种刺激性食物、饮料嗜好品也要妥善选择，多吃富含维生素 C、E 以及人体必需氨基酸的食物，如新鲜绿叶蔬菜、水果、肉皮等，改善表皮细胞代谢功能，减轻皮肤刺激程度。第三，生活一定要规律、劳逸结合，切忌烦躁。除此之外，还需注意"五不"：①不要搔抓摩擦。预防抠抓使皮肤损害引起的破溃与恶变。如神经性皮炎、湿疹等，常因患者不断搔抓摩擦而使皮损浸润、肥厚、苔藓样变，形成愈抓愈痒、愈痒愈抓的恶性循环。②不用热水烫。热水烫皮肤可以起到暂时性止痒的效果，但其结果往往促使病情恶化，烫后皮肤毛细血管扩张、红肿、糜烂、渗出等更为严重。③不要用肥皂洗。尽量避免使用肥皂等碱性洗涤剂，以免过多洗掉皮肤上的油脂，使皮肤变得更干燥，加剧瘙痒。④不用化妆品。各种化妆品中都含有香精、色素、防腐剂等成分，这些成分中又含有重金属铅、汞、铁以及甲醛，会刺激皮肤，增加刺痒感。⑤忌乱擦药物。皮肤瘙痒时应找医生根据病因和皮肤损害性质进行有针对性的治疗，不要自行乱擦药。瘙痒性皮肤病往往在情绪紧张、忧郁、焦虑和激动的情况下发病或加剧。因此，应重视心理治疗，寻求心理咨询师的帮助。如果是由于某些疾病引起的瘙痒，要到医院进行诊断，针对病因积极治疗。

二、老年残疾人如何穿着

老年残疾人衣服的选择，应以柔软、宽松、简洁、舒适、安全为原则。

1. 怎样选择衣服的款式与质地

老年人的体温调节功能下降，对外界环境的适应能力差，既怕热又怕冷，所以，老年残疾人的服装款式应宽松，衣料的质地应柔软、吸湿性、透气性好。在炎热的夏季，老年妇女最好穿裙子，老年男性最好穿短袖衫和短裤，这样不仅穿脱方便，而且有利于散热，预防中暑。秋冬季节宜穿毛衣和羽绒服，毛绒服装不选择套头式的，应选择对襟开扣款式，穿脱方便。内衣直接与皮肤接触，应选择棉、麻、丝织品的面料，尤其是针织品的最好，因为它吸湿性、透气性好，又柔软爽身。不要穿化学纤维、合成纤维的内衣，尤其是尼龙、涤纶、腈纶内衣，透气性能不好的面料容易刺激皮肤引起过敏、瘙痒、疼痛、红肿或水泡等皮肤病。

需要特别指出的是，老年残疾人不要穿硬领的上衣，因为穿硬领上衣在转动头颈时，很可能导致心动过缓和晕倒，因为人的颈部有颈动脉窦，有调节血液循环的作用，位置表浅，对外界压力刺激又非常敏感，当窦内压力增高时会引起血压下降，所以穿硬领易压迫颈动脉窦，引起血压下降、头晕、脉搏慢，甚而昏厥。

23

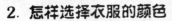

2. 怎样选择衣服的颜色

服装颜色的选择要尊重老人的习惯和爱好。选择色调素雅、柔和的颜色。较多老年残疾人会选择深色和暗色的服装，但是为了增强其自信心，可以挑选一些略微鲜艳的色彩，使他们看起来较年轻有活力。但不能够过于艳丽，否则会使肤色显得暗淡。

3. 怎样保持衣服的清洁

老年残疾人的衣裤、袜等应保持清洁，勤洗、勤换，袜子、内衣和外衣均应分开洗，清洗后放户外日光晾晒，一般晾晒时间应大于 6 小时，以达到消毒的目的。

4. 怎样训练老年残疾人更换衣服

（1）盲人：首先要熟悉居室环境，注意把衣物存放在固定的位置，记住各种衣服的触觉特点，特别是对套头衣服的正反面识别，更衣后进行整理，穿戴整齐。

（2）肢体残疾人：肢体残疾人应穿衣时按照以下顺序：穿上衣时，先穿患侧后穿健侧，用健侧肢体将对应的一侧衣袖穿进患侧上肢，拉至肩部，用健手将另一侧衣袖拉到健侧并穿进健侧上肢，整理衣服，扣上扣子；脱上衣时，先脱健侧后脱患侧，先脱健侧衣袖，再用健手脱患侧衣袖。

穿裤子时，先穿远侧后穿近侧进行，取坐位，将患腿放在健侧膝盖上，用健手穿患侧裤腿并尽量上提，穿好患腿后，再用健手穿健侧裤腿，站起，将裤子提到腰部，系好腰带；脱裤子时，先脱健侧，后脱患侧。

（3）智力残疾人和精神残疾人：智力残疾人和精神残疾人，往往不注意修饰，不换衣服，不注意个人卫生，所以照顾者要对他们要进行适时提醒，指导其按常规穿脱衣服，穿着打扮与季节、天气、场合、身份、性别、年龄相符。可引导他们观察同龄、同性别的其他人的穿着打扮，也可以让他们对着镜子试穿衣服，看自己的衣服是否好看得体。

三、如何保持口腔的清洁

1. 怎样正确刷牙

鼓励早晚刷牙，三餐之后漱口，牙刷应选择头小、表面平滑；刷柄扁平、直；刷毛质地柔软、疏密适宜；牙刷在使用间隔应保持干燥、清洁，每隔三个月更换一次。牙膏尽量使用含氟牙膏，含氟牙膏具有抗菌的和保护牙齿的作用，根据需要可以选择药物牙膏，如云南白药牙膏等。

刷牙时刷毛与牙龈呈45°，以旋转的方式由牙龈向牙冠刷，每次刷2～3颗牙，每个部位刷10次，注意上下排牙齿及牙齿内外面均要刷到，力量适度，时间在3分钟左右，太用力的横刷法容易造成牙齿损伤。对不肯刷牙或不能刷牙的老人，照顾者可准备口腔护理液（如雅贝舒）来清洗口腔，并指导其多漱口。

2. 如何保持假牙的清洁

要注意饭后摘下假牙并用冷水清洗，以保持口腔卫生，避免牙龈损伤。为保证口腔黏膜的健康，每晚睡前摘下"假牙"放入杯中保存，注入适量的凉水，放入一片"假牙"清洁片浸泡，不要用热水、酒精浸泡，以免老化变形。早上刷牙后要佩戴假牙，假牙与口腔贴合不稳固，容易磨损牙床，滋生病菌，影响饮食健康，故"假牙"也要定期到牙科养护。

四、如何正确饮食

1. 老年残疾人的饮食应注意什么

（1）保持营养平衡：老年残疾人易患的消化系统疾病、心血管系统疾病及各种运动系统疾病，往往与营养不良有关。因此，应保持营养的平衡，适当限制热量的摄入，保证足够的优质蛋白、低脂肪、低糖、低盐、高维生素和适量的含钙、铁食物。

（2）多吃易于消化吸收的食物：老年残疾人由于消化功能减弱，咀嚼能力也因为牙齿松动和脱落而受到一定的影响，因此应选择细、软、松的食物。

（3）食物温度适宜：老年残疾人消化道对食物的温度较为敏感，饮食宜温偏热，以不烫手为宜。

（4）培养良好的饮食习惯：根据老年残疾人的生

理特点，应少量多餐，避免暴饮暴食或过饥过饱。一日5餐左右，每餐最好七分饱，尤其是晚餐不宜过饱，因为夜间的热能消耗较少，如果多吃了富含热能而又较难消化的蛋白质和脂肪如肉类、蛋等会影响睡眠。

2. 如何训练老年残疾人自己进食?

（1）盲人：盲人应训练其准确找到餐桌并坐下，照顾者注意有规律地把饭菜、餐具摆放在固定位置，并耐心地引导盲人进食，照顾者要坚持按照固定顺序摆放饭菜与餐具，便于盲人积累经验。

（2）智力残疾人：照顾者应先检查环境的安全性，判断老人自己进食的可能性，手把手地协助做动作，然后反复进行训练，直到脱离协助而靠指令完成进食。

（3）精神残疾人：精神残疾人在饮食方面存在饮食过少、过多、拒食、偏食等问题，有的还怀疑食物有毒，尤其在一个人时表现更为明显。对这部分人可采取有亲属陪伴进食的训练方法，一方面消除他们的顾虑，另一方面从心理和精神上会给他们很好的支持。

五、如何保持正常的大小便排泄

27

1. 便秘怎样处理

（1）调整饮食结构：可多吃一些促进排便的食物和饮料，如多吃粗粮（高粱、玉米，豆类等）、蔬菜（芹菜、菠菜、韭菜），水果（芒果、香蕉）等，可促进肠蠕动，刺激排便反射，避免进食过少或食品过于精细、缺乏残渣和膳食纤维的食物。多饮水，每日喝1500~2000ml的水，或者可以喝蜂蜜水，改善粪块的硬度，利于排便。

（2）适当活动：根据自身的身体状况制订规律的活动计划，加强体育活动，如散步、慢跑、太极拳等。不能下地活动的，照顾者应定时协助床上活动及顺时针按摩腹部，一般每日至少运动15~20分钟。

（3）养成良好的排便习惯：每日定时排便，建立良好的排便规律，一般早餐后30分钟至1小时排便最佳。有便意时及时排便。即使没有便意也应坚持上厕所练习排便，对于不能自理的老年残疾人，照顾者要按时给予便器，创造适当的排便环境，如用屏风遮挡，还可根据坐或蹲的排便习惯，维持自然排便姿势。建议最好能使老人以坐位排便，这种姿势能使直肠的收缩力、腹压和重力三种作用力共同促进粪便的排出。同时，坐位大便有利于提高老人自尊、减轻心脏负担、减少照顾人员的工作量。

（4）使用缓泻剂：便秘时可口服蜂蜜、蓖麻油、番泻叶、酚酞（又名果导）等促进排便。便秘严重者可给予开塞露、甘油栓等粪便软化剂。

2. 大便失禁应如何处理

大便失禁也叫肛门失禁，是由于某种器质性病变或支配肛门括约肌的神经作用失常，造成肛门括约肌的不受意识控制的排便。任何引起肛门括约肌功能完整性受损的情况均可导致大便失禁。老年残疾人大便失禁的护理：

（1）饮食：进食营养丰富、少渣少油、易消化、易吸收的食物，以减轻胃肠道的负担。

（2）保护皮肤：床上铺橡胶单和中单或一次性尿布，每次便后用软纸擦拭以减少机械刺激，并用温水洗净肛门周围及臀部皮肤，保持会阴部及肛门周围皮肤干燥。防止皮肤破损和感染，必要时肛门周围涂软膏。

（3）重建控制排便的能力：进行肛门括约肌及盆底部肌肉收缩锻炼。指导病人取站立、坐或卧位，试作排便动作，先慢慢收缩肌肉，然后再慢慢放松，每次 10 秒左右，连续 10 次，每次锻炼 20 ~30 分钟，每日数次，以感觉不疲乏为宜。

（4）心理护理：老年人长期的排便失禁，常感到自卑，常常有被嫌弃的感觉，照顾者应尊重理解老年人，多关心安慰，配合治疗和护理。

3. 训练老年残疾人怎样自己排便

（1）视力残疾人：厕所环境要适合视力较差的老年人，要提高厕所内的光线、加大便器和其他物体的颜色反差度、安装扶手。首先要熟悉厕所环境，介绍各种物品的位置，并将物品放置在固定的位置，越简单越好。需要注意的是厕所内要安装扶手，而且扶手

29

的位置要合适，便于盲人坐在马桶上。

（2）肢体残疾人：肢体残疾人需要使用无障碍厕所，应在墙上适当的位置安装扶手，肢体残疾人用健手抓住扶手，双腿靠近坐便器，健腿支撑体重，调整身体位置，坐在马桶上。如使用轮椅，先刹住轮椅，一只手抓住墙上的扶手，另一只手撑住轮椅，将臀部转移到坐便器上。

（3）智力残疾人：照顾者训练其表达大小便的意思、识别男女厕所、到指定的便池或马桶排便、便后清洁处理等。进行二便自理技能训练时，照顾者应先做示范动作，让智力残疾人模仿至独立完成。

六、如何正确安排休息和活动

老年人睡眠表现为入睡困难，深睡眠明显减少，夜间起床次数增多，又容易早醒，所以睡眠时间相对较短，睡眠质量不高。很多人以为，年龄大了，新陈代谢减慢，体力活动减少，睡眠时间短是很正常，但事实上，老年人的睡眠时间不应该太少，并且随着年龄的增长应增加。

1. 促进睡眠的方法有哪些

（1）生活规律：按作息时间养成良好的生活习惯，早睡早起，一般晚上12点前入睡，早上6~7点起床，中午小睡半小时。

（2）劳逸结合：老年残疾人由于活动不方便，坐、卧等休息相对较多。所以，要注意劳逸结合，掌握休息与活动的节律，进行适度而规律的体力活动（如太极、体操等），睡前活动30分钟，可促进睡眠。

（3）睡眠卫生：良好的环境可以促进睡眠，宜安全、安静、清洁、温湿度适宜（温度22～24℃，湿度50%～60%）、光线柔和等；睡前避免饮浓茶、咖啡以及服用兴奋中枢的药物，养成睡前刷牙、温水泡脚等习惯；床铺宽敞、床垫弹性适中、被褥柔软、枕头高矮和软硬适宜，促进睡眠。

2. 老年残疾人活动要注意什么?

（1）活动的原则：老年残疾人可以根据自己的年龄、体质状况、场地条件，选择运动项目，保证适当的运动量。①循序渐进：运动量要由小到大，动作由简单到复杂，不能急于求成。②持之以恒：通过锻炼增强体质、防治疾病，要有一个逐步积累的过程，使之逐渐达到目的。一般要坚持数周、数月，甚至数年才能取得效果。在取得疗效以后，仍需坚持锻炼，才能保持和加强效果。③运动时间：时间以每天1～2次，每次半个小时左右，一天运动总时间不超过2小时为宜。运动时间最好不选择在早晨，宜选择在下午或晚上进行。④运动场地的选择：运动场地尽可能选择空气新鲜、安静清幽的公园、树林、操场、庭院、湖畔、疗养院（所）等地，但不应远离人群，以免发

31

生意外。⑤运动强度的自我监测：运动锻炼要求有足够的而又安全的运动量，这对患有心血管疾病、呼吸系统疾病和其他慢性疾病者尤为重要。最简单方便的监测方法是以运动后心率作为衡量标准，即：运动后最宜心率（次/分）=170－年龄。观察运动量是否适合的方法有：①运动后的心率达到最宜心率。②运动结束后在3分钟内心率恢复到运动前水平，表明运动量较小，应加大运动量；在3~5分钟之内恢复到运动前水平表明运动适宜；而在10分钟以上才能恢复者表明运动量太大，应减少运动量。

（2）活动的注意事项：①饭后不宜立即运动，因为运动可减少对消化系统的血液供给及兴奋交感神经而抑制消化器官功能活动，从而影响消化吸收，甚至导致发生消化系统疾病。②患有多种慢性病或平时有气喘、心慌、胸闷或全身不适者，应请医生检查，并根据医嘱实施运动，以免发生意外。③患有急性疾病，平时有心绞痛或呼吸困难，精神受刺激，情绪激动或悲伤时不宜运动。④运动时注意防止跌倒，跌倒不只对老年残疾人的身体带来严重影响，而且还会影响到老人的心理和社会层面，经常跌倒很可能丧失自信心，害怕单独生活，使本身残疾的身体活动更加不方便，加之害怕再跌倒而尽可能少活动，这样常常导致骨骼肌萎缩，走路更加不稳，更易导致跌倒从而形成恶性循环。

七、如何保护老年残疾人的安全

1. 如何预防跌倒

老年残疾人由于残疾的原因，自理能力较差容易发生跌倒。另外家居环境及条件，地面平整情况，楼梯台阶陡峭程度等都与跌倒有关。预防跌倒主要是根据老年残疾人存在的不安全因素，采取相应的措施。如对于眩晕症及体位性低血压的老人除药物治疗外，在起床、转身、下蹲等动作时宜缓慢。如果睡眠不好的，尽量不用或少用安眠药，这些药物容易引起精神症状，又会增加导致跌倒的发生率。改善和整理居家环境，如室内光线问题，可更换灯泡，生活区域安装扶手，随时整理物品，保持地面平整、干燥，清除地毯、花钵等，保证老人活动和行走的范围内无障碍物。不穿拖鞋，穿平底防滑鞋，轻便，松紧适宜。

2. 如何防止坠床

对于痴呆、脑血管后遗症者，可用床档或椅子护档，老年残疾人起夜、起床时应遵守3个半分钟，即，醒后床上躺半分钟，坐起来后再坐半分钟，两条腿垂直在床沿在半分钟，以防发生意外。对于体胖、翻身幅度大的老年残疾人，睡床应加宽，以防翻身时坠床摔伤。

第四章

老年肢体残疾的康复与护理

根据 2006 年第二次全国残疾人抽样调查数据推算，60 岁及以上老年残疾人占全国残疾人口的 53.23％，占老年人口的 24.43％，老年残疾率是总人口残疾率的 3.85 倍。第二次全国残疾人调查结果显示，肢体残疾人是我国各类残疾人中数量最多的群体。为保障残疾人权益，促进残疾人事业发展，我国提出了到 2015 年实现残疾人"人人享有康复服务"的目标。

一、什么是老年肢体残疾

肢体残疾是指人体运动系统的结构、功能损伤造成四肢残缺或四肢、躯干麻痹（瘫痪）、畸形等而致人体运动功能不同程度的丧失以及活动受限或参与的局限。肢体残疾包括：

（1）上肢或下肢因伤、病或发育异常所致的缺失、畸形或功能障碍。

（2）脊柱因伤、病或发育异常所致的畸形或功能障碍。

（3）中枢、周围神经因伤、病或发育异常造成躯干或四肢的功能障碍。

老年肢体残疾主要包括以下几种：

（1）脑卒中所致的肢体残疾。

（2）糖尿病所致的肢体残疾。

（3）骨关节损伤所致的肢体残疾。

（4）骨关节炎所致的肢体残疾。

（5）骨质疏松所致的肢体残疾。

二、老年肢体残疾有哪些危险因素

1. 哪些是脑卒中所致的肢体残疾的危险因素

（1）高血压病：无论是出血性中风还是缺血性中风，高血压是最主要的危险因素。老人可以通过降压药、少吃盐等将血压控制到合适的范围。年龄65岁以上患者，血压应降至150/90mmHg以下，如能耐受可进一步降至140/90mmHg以下。老年人高血压合并糖尿病、冠心病、心力衰竭和肾功能不全患者降压目标应降至140/90mmHg以下。对于80岁以上的高龄老年患者的降压目标值为150/90mmHg以下。

35

（2）糖尿病：老人可通过控制吃东西、加强运动、服用降糖药物等，将血糖尽量降至3.9~6.1mmol/L正常范围。如果不能耐受可将空腹血糖控制在7.8mmol/L以下也行，但餐后最好控制在11.1mmol/L以下。

（3）心脏疾病：如风湿性心脏病、冠心病。

（4）血脂代谢紊乱。

（5）短暂性脑缺血发作：短暂性脑缺血发作本身是缺血性中风分类的一个类型，也可以是脑梗死发生的先兆，应及时治疗。

（6）吸烟与酗酒。

（7）血液流变学紊乱：特别是全血黏度增加时脑血流量下降，是缺血性中风的主要危险因素。

（8）肥胖：肥胖与超重均为缺血性中风的危险因素，与出血性中风无关。

（9）年龄和性别：年龄是动脉粥样硬化的重要危险因素，粥样硬化程度随年龄增高而增加。50岁以上随着年龄增加中风发病率亦有增加，但笔者发现青中年中风发病者亦有增加，不可忽视。一般来说女性中风发病率低于男性。

2. 哪些是糖尿病所致肢体残疾的危险因素

糖尿病所致肢体残疾最常见的是糖尿病足，其发生主要与糖尿病神经病变、糖尿病外周血管病变以及感染有关。患者表现为肢端感觉异常甚至感觉丧失，保护作用减弱；皮肤干燥，造成皮肤裂口；

下肢动脉狭窄或闭塞，引起下肢功能障碍。此外，如趾间或足部皮肤瘙痒而搔抓致皮肤溃破、水泡破裂、烫伤、碰撞伤、修脚损伤及新鞋磨破伤等，也为常见的诱因。

3. 哪些是骨关节损伤所致肢体残疾的危险因素

骨关节损伤所致肢体残疾的危险因素主要是由于骨折的并发症引起。主要有以下几个方面。

（1）骨折后感染：由于老人体质虚弱，抵抗力低下，再加上就诊不及时或转运拖延等，增加了感染的几率；另一方面，损伤部位处理不当易造成污染。感染后导致的骨折不愈合。

（2）骨折后骨折不连：主要是由于老人骨骼血供不足，骨缺损以及感染等。

（3）骨折后关节僵硬：由于患肢制动时间过长，内固定期间缺乏功能锻炼，导致静脉和淋巴回流不畅，关节周围组织中渗出相关物质并发生沉淀。

（4）骨折后骨折畸形愈合：造成畸形愈合的原因很多且十分复杂，最常见的原因分两大类，一是未经治疗，二是治疗失误。如骨折复位后固定不确切、固定时间不够、随诊观察时间不够等。

（5）骨折后缺血性肌挛缩：缺血性肌挛缩是骨关节损伤后容易发生且最严重的肢体致残因素。肢体的动脉血流受阻超过 6～8 小时，即可导致局部组织变性、局灶性坏死，最终造成缺血性肌挛缩。如机械性压迫、血管痉挛等。

（6）骨化性肌炎：关节扭伤、脱位或关节附近骨折，容易引起关节附近软组织骨化，造成严重的骨关节功能障碍。

（7）缺血性骨坏死：如老年人股骨骨折易导致的股骨头坏死。

4. 哪些是骨关节炎所致肢体残疾的危险因素

骨关节炎可分为原发性骨关节炎和继发性骨关节炎。前者确切原因不清，可能包括年龄、性别、职业、种族、肥胖、遗传和过度运动等；后者可继发于任何关节损伤或疾病，如损伤、关节骨折、关节韧带损伤、股骨头坏死、先天畸形或脱位等。

（1）气候因素：是骨关节炎所致肢体残疾的首要因素，老人常在潮湿、寒冷后出现相关症状。

（2）饮食因素：大骨节病所致的骨关节炎，可能由于食用带有镰刀菌素的谷类而致病。如，霉变的玉米、小麦等。

5. 哪些是老年骨质疏松所致肢体残疾的危险因素

骨质疏松可分为三大类：第一类为原发性骨质疏松症，它是随着年龄的增长必然发生的一种生理性退行性病变（是一种不可逆的自然现象）。第二类为继发性骨质疏松症，它是由其他疾病（甲亢、糖尿病、类风湿性关节炎等）或药物（肝素、抗癌药、含铝抗酸剂、甲状腺激素等）等一些因素所诱发的骨质疏松症。第三类为特发性骨质疏松症，具有遗传家庭史。

三、老年肢体残疾有哪些表现

1. 脑卒中所致的肢体残疾有哪些表现

（1）头痛、头晕：脑出血时头痛加剧，还伴有呕吐；还有的老人会出现眩晕，活动时加重，常常有呕吐和恶心症状。

（2）语言障碍：老人表现为不能说或不能听懂他人的语言，最常见的是说话含混不清，让旁人很难理解。

（3）肢体活动障碍：最多见的是一侧肢体瘫痪，也就是通常所说的半身不遂。有的老人可能是完全不能活动；或者虽然可动，但感觉没有力气、不灵活，比如不能拿东西、走路向一侧歪，也有的时候表现为整体都动不了。

（4）偏身感觉障碍：通常为一侧躯体或肢体感觉消失，或对各种疼痛、冷热刺激不敏感，麻木感等。

（5）看东西出现两个影子、视力模糊或突然短暂性的看东西看不清。

上述表现可以单独出现，但多数情况下是几种现

39

象同时出现。如果老人在生病后出现昏迷、呕吐和控制不住大小便等，说明病情危重。

2. 糖尿病所致肢体残疾有哪些表现

老人感觉脚冷、脚部皮肤温度较低，发亮变薄，摸不到足背血管的搏动，脚看起来皱巴巴的等。痛觉和触觉减退或丧失；运动的时候出现小腿疼痛等。

常用 Wagner 分级法：

0 级为有发生足溃疡的危险因素，目前无溃疡；

1 级为表面溃疡，临床上无感染。

2 级为较深的溃疡，常有软组织炎，无脓肿或骨的感染。

3 级为深度感染，伴有骨组织病变或脓肿。

4 级为局限性坏疽。

5 级为全足坏疽。

3. 骨关节损伤有哪些表现

患肢疼痛明显，活动时加重，老人在移动患肢时出现疼痛，肢体会肿起来、有瘀斑或出血，患肢的非关节部位出现不正常活动。

4. 骨关节炎有哪些表现

（1）关节疼痛及压痛：最常见的表现是关节局部的疼痛和压痛。一般早期为轻度或中度间断性隐痛，休息时好转，活动后加重，随病情进展可出现持续性疼痛，甚至活动受到限制。

（2）关节肿胀：老人早期表现为关节周围出现肿胀，后期可在关节周围摸到骨赘。

（3）晨僵：老人可出现晨起时关节僵硬，经活动后可缓解。本病的晨僵时间较短、一般数分钟至十几分钟，很少超过半小时。

（4）关节摩擦音：主要见于膝关节的骨关节炎。由于软骨破坏，关节表面粗糙，老人在做关节活动时出现骨摩擦音（感）、或伴有关节局部疼痛。

5. 骨质疏松所致的肢体残疾有哪些表现

（1）疼痛：以腰背痛最为多见，有骨质疏松症的老人在进行躯干活动时，腰背肌必须进行超常的活动，逐渐会导致肌肉疲劳，出现肌痉挛，从而产生肌肉及肌膜性腰背疼痛。

（2）身材矮小和伛偻：由松质骨和密质骨组成的骨骼中，松质骨更易发生骨质疏松改变。特别是脊椎椎体前部，几乎全部由松质骨组成，而且是支持身体的支柱，负重量大，因此更易产生症状。

（3）容易骨折：在骨质疏松症老年人的骨骼中，受轻微的外力就易发生骨折。老人在扭转身体、持物、开窗等室内日常活动中容易发生骨折；骨折发生部位比较固定，好发部位为胸腰椎椎体、桡骨远端、股骨上端、踝关节等。

41

四、如何进行老年肢体残疾的 康复护理

1. 如何对脑卒中所致的肢体残疾进行康复护理

（1）脑卒中早期康复

发病后 2～4 周，脑卒中后如老人病情稳定，神经系统症状不再进展 48 小时后就可开始，如注意床上姿势的正确摆放。①注意肢体的被动活动：肢体制动超过 3 周，关节内的周围组织发生粘连，肌肉、韧带、肌腱会挛缩，可引起关节强直和变形。关节活动的顺序由大关节到小关节。动作应缓慢，一般在无痛范围内进行，活动范围逐渐加大，切忌粗暴。每个关节活动 3～5 次，每日训练 2～3 次。②加强实用性训练：从坐位到站起的训练——老人患肢有一定的负重能力后即可开始从坐到站的训练。训练的重点是重心的转移，具体方法为：治疗师坐在患者对面，双膝抵住老人的患膝，令老人的头和躯干前倾，重心前移至双足上，然后抬起臀部，髋膝伸展缓缓站起。照顾者提醒老人患侧负重，抬头看前方。站位平衡训练——静态站位平衡是于老人站起后，让老人松开双手，上肢垂于体侧，治疗师逐渐除去支架，嘱老人保持站位，注意站位时不要膝过伸。老人能独立保持静态站位平衡后，让老人将重心移到患腿，训练患腿负重，同时让

老人用健手向左右拍打治疗师的手，并伴有躯干相应的旋转，或让老人接住治疗师从侧方、前方抛来的球，训练自动态平衡。如在受到突发外力的推拉时仍能保持平衡，说明已经达到动态站位平衡。患侧下肢负重训练——治疗师双手扶助老人髋部，让老人尽量站直，并用患腿负重，健腿向前跨出半步，或踏在前方的矮凳上。步行训练——老人患腿负重达体重的一半以上，有屈髋屈膝的力量后则可以开始步行。上下楼梯训练——偏瘫老人上下楼梯训练应遵照健足先上、患足先下的原则。

（2）后期康复发病后的第 4 个月后的康复：①上肢功能训练：充分利用打字、弹琴、下棋、编织等活动进行训练，同时加强上肢的综合练习，在不同的位置做插板或图形的配对活动，以完善其正常运动模式。②下肢功能训练：指导老人双手分别做触碰对侧大腿部的摆动练习。步行时，训练者位于老人前方，持老人双上肢配合下肢运动进行摆动。

（3）脑卒中的老年人日常生活活动能力的训练：①转移训练：如从床上转移至轮椅上或椅子上；从轮椅转移至床上等。穿脱衣物，如厕，洗脸，沐浴，弯腰，进食，做家务训练等。②饮食护理：进食高蛋白、高维生素、低盐、低脂和低胆固醇的清淡饮食，多食蔬菜、水果、鱼类、豆类等。不能经口进食或吞咽时，从鼻腔给予鼻饲流质饮食。注意保持大便通畅，可服麻仁丸、番泻叶等以通腑泻浊。切忌暴食暴饮、辛辣肥甘厚味、烟酒。限制动物性脂肪、蛋黄和含糖食物的过量摄入。③运动指导：积极参加体育锻炼，结合血压的变化和自觉症状，选择合适的运动方式和强度。适当增加有氧运动，如步行、做操、慢跑、打门球、打太极拳等。每次运动20～40分钟为宜，肥胖者可适当增加运动次数，防止体重增加而出现心、脑、肾等并发症。注意运动要适度，运动中要注意安全，最好有人陪伴，防止碰伤、跌倒等事故发生。制定个体化作息时间表，保持运动与休息平衡，保证充足的睡眠。参加适度的家务劳动和社会活动，不宜进行打麻将、搬运重物、剧烈运动等。

2. 如何对糖尿所致肢体残疾进行康复护理

（1）足部观察与检查：每天检查双足1次，了解足部有无感觉减退、麻木、刺疼感；观察足部皮肤有无颜色、温度及足背动脉的波动情况等。定期做足部感觉的测试，测试阳性这说明老人保护性感觉丧失，有足溃疡的高危险。

44

（2）保持足部清洁，避免感染：勤换鞋袜，每天用温水清洗足部；定期修剪指甲，指甲应避免修剪得太短，应与脚趾平齐。

（3）预防意外：不赤脚走路，以防刺伤；外出不穿拖鞋，以免踢伤；应穿合脚，舒适，透气性好的袜子与鞋；每天检查鞋内是否有异物，清除可能的异物，保持里衬的平整；冬天使用热水袋、电热毯或烤灯时谨防烫伤，同时注意预防冻伤。

（4）康复训练：康复训练是治疗糖尿病的重要措施，可根据老人不同情况，如年龄、性别、体力、病情等选择适合老人的锻炼方法，运动量要适当，避免过度劳累，要循序渐进，从小运动量开始逐步增加，持之以恒，并要与饮食治疗、药物治疗有机结合起来，循序渐进地进行康复训练。运动能促进全身及局部血液循环，可预防并促进压疮早日愈合。同时定期监测血糖和尿糖，根据所测结果进食，可有效控制血糖，并配合全身支持疗法。

（5）定时翻身：翻身是预防压疮必不可少的措施之一，翻身时要轻抬身体，避免拖拉老人，以减少摩擦，注意保护创面及好发部位，防止局部再度受压，必要时垫气圈或棉垫。

3. 如何对骨关节损伤所致肢体残疾进行康复护理

（1）功能锻炼：①关节活动，鼓励下肢骨折的老人每3小时用吊架锻炼一次。伤后2周，指导老人活动骨折部位上、下的关节。②行走锻炼，做患肢外固定的老人，疼痛减轻后可早期进行患肢的行走锻炼；行走时提供安全保护。先在平地上行走，再上下楼梯。可借助相应的工具进行锻炼。如，拐杖、助行器、手杖等。

（2）安全指导：评估家庭环境的安全性、有无影

45

响患者活动的障碍物，如散放的家具、小块地毯等。

（3）饮食护理：多吃含钙高的食物，如牛奶、鱼、瘦肉、鸡蛋等；多食含膳食纤维的食物、新鲜水果和蔬菜，多饮水，以利大便通畅。

（4）药物指导：老人对激素药物用量与时间要控制，以减少骨质疏松的程度，避免出现缺血性坏死。

4. 如何对骨关节炎所致肢体残疾进行康复护理

（1）注意休息：适用于急性期的老人。避免长时间采用同一种卧姿，可短时俯卧；卧床期间，应进行关节的被动运动或简单的主动运动。

（2）恢复肌力练习：慢性关节炎的老人，如有肌萎缩，可在能耐受的情况下，加强关节主动运动，适当进行抗阻运动。

（3）运动训练、肌力训练：患部肌肉做中等量的等长收缩，每组肌肉持续收缩6秒钟，每日练习2次，可采用体操或用器具辅助运动，如手指、手腕、髋、膝、踝的屈伸及抗阻练习。

（4）关节活动范围训练：在确认没有关节破坏（关节软骨损害、骨质疏松、韧带的断裂等）的情况下进行轻柔、重复、由主动过渡到辅助和被动的全范围关节活动训练，每日1~2次。注意训练不应引起关节剧烈疼痛，以防关节损害。在全范围活动前，应给予小量准备活动。必要时可用温热疗法配合或在水中运动，使关节活动易于进行。

（5）饮食护理：进食高钙食品以确保骨质代谢的正常需要。宜多进食牛奶、蛋类、豆制品、蔬菜和水果，必要时要补充钙剂，多食高量维生素 D 食物。维生素 D 可以帮助钙质的吸收，较丰富的食物主要有动物肝脏、蛋黄、奶油、干酪及含脂肪多的鱼和鱼卵等，另外宜于户外多晒阳光。增加多种维生素的摄入。维生素 C（如橘子、猕猴桃等）是高抗氧化剂，可能保护关节防止骨性关节炎发展。

5. 如何对骨质疏松所致肢体残疾进行康复护理

（1）饮食护理：老人要多食入一些含钙、磷、维生素及蛋白质丰富的食品，以弥补体内与骨代谢有关的物质的不足。

（2）合理的运动：通过体育活动，调节全身代谢状态，改善骨骼血液循环状况，增加外力对骨骼的刺激，从而缓解骨质疏松。

五、如何预防老年肢体残疾

1. 如何预防脑卒中所致的肢体残疾

戒酒、戒烟、减肥，培养从容的性格，适量运动，低脂饮食，是预防脑卒中的关键。高血压病患者脑卒中发病机会可高于正常人的 6 倍，如合并糖尿病，危险性升高至 8 倍。应注意将血压控制在稳定、安全的范围内。心脏疾病是引起脑卒中的重要原因，故应当

47

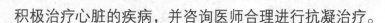

积极治疗心脏的疾病，并咨询医师合理进行抗凝治疗。

2. 如何预防糖尿病所致肢体残疾

主要是通过生活方式（饮食、运动等）的改变控制好血糖水平。仔细自我检查足部情况。穿着特制的适足鞋，把磨损伤害减到最小。预防意外事件的发生，如不赤脚走路、不穿不合适的鞋等。早期诊断和积极治疗足溃疡。如局部清创、特殊的支持治疗以及早期使用抗生素等。

3. 如何预防骨关节损伤所致肢体残疾

（1）防止骨与关节损伤的发生：预防骨关节损伤致残最根本的问题在于防止骨与关节损伤的发生。

（2）改变生活方式和饮食习惯：鼓励老人持久地做些体育（体力）活动，以防止骨质疏松和老年性肌萎缩，提高关节韧带弹性，保持中枢神经系统的敏感性。多进食含钙丰富的食物和牛奶、鱼类、豆制品、蛋类、蔬菜等。避免到拥挤的公共场所，上街要有人陪同扶持。

（3）增强安全意识：老人的居室要设置合理，地面不要太滑，桌凳不要乱扔，常用的东西放置高度要适度；不穿着长、大的衣裤、不合脚的鞋，去除拖在地上的物品如灯线。注意轮椅、推车使用得当。

（4）提高人群的卫生知识水平：当发生骨关节损伤时应及时就诊、早期进行合理治疗，以免延误治疗，而使伤情恶化或小伤酿成重残。

4. 如何预防骨关节炎所致肢体残疾

（1）自我保健：①保持正确姿势：长时间坐时要注意姿势，尤其办公室一族要经常变换姿势避免某个部位的关节长期处于负重状态，不要长时间低头和弯腰。②注意保暖：秋冬季节寒冷潮湿，老人要注意保暖，特别要在关键部位包上护膝或棉布，不要让患处接触凉风。③尽量不穿高跟鞋。④保护关节不要受损伤避免关节受到反复的冲击或旋转扭伤，尽量减少登高运动。

（2）减轻关节负担：减肥、控制体重、避免重负荷，有助于减轻关节负担。可使用手杖，适当分散下肢负重。运用支具、矫形器也可以起到保护关节、矫正关节挛缩或畸形的作用。矫形器包括夹板、支具、脊柱的支架，软背架，还有颈部颈圈和各种足踝的支具等。

（3）早预防中的活动：功能锻炼以主动不负重练习为主，宜先作增强肌力的练习，再逐渐练习增加关节活动度。运动项目：游泳、散步、骑车，肌肉牵拉或抗阻力训练，关节活动度锻炼。主要是在关节不负重的情况下活动。肌肉锻炼如直立踮起双脚、一腿直立另腿屈膝伸髋、坐位直腿抬高、仰卧直腿抬高、跟后高垫压膝、仰卧挺腰一腿伸直抬高、俯卧过伸一侧下肢、屈膝伸髋等；关节活动度锻炼如关节充分伸屈活动和伸膝下拍膝等。

49

5. 如何做好骨质疏松所致肢体残疾的预防

延缓骨量丢失和防止骨折是防治骨质疏松最好的方法和原则。

（1）对症处理：骨质疏松症的临床表现为疼痛、驼背、骨折等。根据临床出现的症状和体征进行处理——药物、物理、外科等不同的治疗、预防、康复措施。

（2）延缓骨量丢失或增加骨量：在骨质疏松症的治疗和预防中特别强调年龄段，女性35岁以前为骨量增长期，此后为逐渐丢失，50岁以后呈快速丢失，在骨量增长年龄段我们尽量使骨峰值加大，并使骨峰值维持较长时间，在骨量丢失年龄段（女性绝经前），应延缓其骨量丢失，在女性绝经后快速丢失时应采用相应的治疗和预防措施（如雌激素替代疗法）。骨量丢失年龄段，女35岁以后，男40岁以后，应想尽办法延缓其骨量丢失，特别注意的是70岁以后的老年人通过治疗来延缓骨量丢失相对较为困难。

（3）预防骨折的发生：骨折是骨质疏松症最严重的后果，所以预防骨折的发生是骨质疏松症的治疗和预防中最重要的，我们采取的措施是使骨峰值达最大，延缓骨量丢失，这是预防骨折的发生最有效的步骤。视力对老年人是非常重要的，应强调保护视力，使其减少摔倒的机会。中国以及在世界范围内有些地区，由于环境因素影响，摔倒机会多，骨折发生率也高。

所以应采取相应的预防、治疗措施，减少其骨折（如增加光疗、紫外线疗等）。

六、如何进行截肢后的康复护理

1. 什么是截肢后的康复护理

截肢是指截除没有生机和（或）功能及因局部疾病严重威胁生命的肢体。它适用于外伤性截肢、肿瘤截肢、血管病性截肢、糖尿病性截肢、先天性畸形截肢、感染性截肢、神经性疾病截肢、烧伤、冻伤后肢体坏死截肢等。选择截肢水平时从年龄及全身状态等方面考虑，尽可能远的部位进行截肢。

2. 截肢后有哪些康复护理

（1）假肢配戴前的训练：保持功能位：截肢老人由于残端肌肉力量不平衡，很容易导致关节挛缩。早期保持患肢的功能位，避免出现错误体位是非常重要的。如小腿截肢的老人，不应在大腿下面垫一枕头，避免使髋、膝关节呈屈曲位的错误体位，其功能位应是髋、膝关节伸展；大腿截肢的老人不应于两腿中间摆放枕头，导致髋关节外展，应取患侧在上方的侧卧位，使患肢髋关节保持在内收的功能位。另外，大腿截肢的老人髋关节容易出现屈曲，有老人甚至喜欢在拄腋拐步行时将残端放在扶手上，这种做法对将来的步行都是极为不利，可尽量采取俯卧位，保持髋关节

51

伸展。

(2) 残端训练

1) 促进残端角质化训练：为促进残端皮肤角质化，取治疗用泥，于截肢的残端进行挤压，每日 10 ~ 20 次。或将残端在泥上作按压或支撑动作，训练残端皮肤。也可取细沙土在残端处揉搓，每日 5 次，每次 2 分钟，间隔 5 分钟；再令患者将残端置于沙土内挤压、旋转 1 分钟左右，检查如无皮肤破损可反复进行 4 ~ 5 次。当残端已形成角质层，可用米粒代替治疗泥或细砂，进行相同方法的训练，提高残端皮肤的耐磨性。

2) 残端负重训练：截肢后的老人要尽早进行残肢负重训练，可以用保护垫将残端包扎后练习。如双侧下肢截肢的老人，借助自制支撑架练习残端负重的步行。单腿截肢的老人在平行杠内将木凳调成相应的高度，凳上垫一软垫，身体重心向残肢转移，使残端适应负重。

(3) 维持与改善关节活动度训练

1) 肩胛胸廓关节活动度训练：上肢截肢老人假肢动作的操作，经常依靠肩胛胸廓关节的运动完成。而肩关节离断、上臂截肢后，由于手术的影响或手术后没能及时进行维持关节活动度的训练，往往会造成肩胛胸廓关节的挛缩，导致患者假肢操作的困难。训练方法：老人取坐位，康复人员一手固定截肢侧肩胛骨下角，另一手固定上臂残端（如肩关节离断的老人，可固定肩胛骨上缘），让老人主动完成肩胛骨向上方移动（耸肩），肩胛骨向外移动（外展），向下移动，肩胛骨向脊柱方向移动（内收），如有活动受限，康复人员予以协助，达到正常活动范围。训练时老人躯干要保持稳定，防止出现代偿动作。运动的范围要充分。

2）肩关节活动度训练：老人取坐位，双侧上肢外展、上举，尽量靠近头部，然后返回原位置，再从前方上举，上臂触头部，返回原位置后，双侧完成后伸动作。最后上肢自然下垂，做向内、外的旋转的活动。以上训练每日2次，每次5分钟，可有效地维持肩关节的正确活动范围，为假肢的安装与训练创造条件。

3）髋关节活动度训练：老人取俯卧位，康复人员一手置于老人臀部，另一手固定大腿残端，利用双手向下和向上反方向用力扩大髋关节的活动范围。对髋关节出现挛缩的老人，除进行手法治疗外还需做持续被动牵拉训练。老人取俯卧位，用宽尼龙带将老人臀部固定在治疗台上，根据老人肌肉力量情况和可耐受的程度利用沙袋的重量进行牵拉。训练中应注意，防止粗暴手法，加力速度要缓慢，防止关节及其周围软组织的损伤。对病程较长的老人，要注意有无骨质疏松的合并症，防止出现病理性骨折。沙袋的重量不可过大，要在老人可以接受的情况下设计外力。随时观察关节角度有无改善和是否出现肿胀异常变化。

4）膝关节活动度训练：老人取仰卧位，康复人员双手拇指抵于膝关节近端，利用其余四指合力使膝关节被动伸展。老人取俯卧位，在膝关节下方垫一软枕，康复人员一手固定臀部，另一手置于残肢远端向前下方施加外力，使膝关节尽量伸展，并在活动受限的角度维持外力，扩大活动角度。老人取坐位，用宽尼龙带固定老人大腿于治疗台上，康复人员双手固定残端，令老人用力屈曲膝关节和康复人员相对抗完成等长运动，当老人感到疲劳时令其放松，康复人员迅速做膝关节被动伸展。训练中要注意手法要根据老人情况调整，不能粗暴。实施手法时要注意保护残肢皮肤，不得出现磨损。

5）增强肌力训练：上臂截肢的肌力训练。上臂截肢后，为能较好地适应假肢的使用，应提高残肢肌力，开始训练时可以由康复人员有计划地对上肢残端各运动方向施加外力，让老人用力对抗康复人员的外力，在不产生肢体运动的情况下（等长运动），让老人分别完成屈曲、伸展、外展、内收做全力肌肉收缩，每天3次，每次各方向的运动持续3~10秒，每次间隔休息2~3分钟。训练中康复人员施加的方向要与残端肢体呈直角，施加阻力的部位与姿势应适当变换。为了提高患者上肢的肌肉耐力，可以用滑车、重锤，练习残肢抗阻力的运动（等张运动），重锤的重量定为老人连续运动10次所能对抗的最大阻力，牵引力的方向应与肢体呈垂直，运动速度不宜过快，肌肉收缩到极限后维持 2 ~3 秒钟。每日做 3 次，每次间隔休息 2 ~3 分钟，每周测量记录肌力增长的情况，调节重锤的重量后进行第二阶段训练。

6）前臂截肢的肌力训练：前臂截肢的肌力训练方法与上臂截肢相同，还可利用弹簧和橡皮条练习。老人在平行杠前取立位，一只脚固定在弹簧一端，另一端固定在前臂断端，利用对抗外力的方法增加肌力。

7）大腿截肢的肌力训练：大腿截肢容易出现髋关节屈曲、外展外旋位挛缩，康复中应加强伸肌和内收、内旋肌的肌力训练，常用方法有：老人取仰卧位，在训练床上置一矮凳，凳上放软垫，令老人的断端置于枕上，将臀部抬起，反复训练提高臀大肌的肌力；老人取坐位，断端下方垫一软枕，老人双侧上肢上举，练习骨盆上提臀部离床动作；老人取侧卧位，患肢在上方，断端内侧置于矮凳上，用断端支撑，反复练习骨盆上抬，离开床面动作，提高大腿内收肌群的肌力。

8）小腿截肢的力训练：小腿截肢容易出现膝关节的屈曲挛缩，应增强伸肌肌力训练。一般用徒手抵抗运动和利用重锤的等长运动训练。徒手抵抗运动是老人将膝关节置于训练床的一端，固定膝关节上方，康复人员双手紧握老人小腿残端，令老人完成膝伸展运动，康复人员予以抵抗，反复进行，提高伸肌肌力。利用重锤的等长运动，老人取坐位，膝关节呈伸展位，残端系一牵引绳，通过滑轮绳的另一端加沙袋，沙袋

55

的重量加至老人不能保持伸展的最大量。训练时将以上重量的沙袋稍减一些，让老人保持膝伸直位6秒钟，然后休息2～3秒钟，反复训练3回，每日训练1次，1周后测量老人伸展位可承受的力量，调整沙袋重量后继续训练。

（4）站立与步行训练

1）坐位平衡训练：大腿截肢的常伴有坐位平衡功能下降。可让老人坐在平衡板上，双手交叉向前方平举，康复人员位于患者身后，一手扶持老人肩部，另一手扶持老人骨盆，双手交叉用力，使平衡板左右摇摆，诱发老人头部、胸部和双上肢的调整反应，这种训练将会有效地提高老人的坐位平衡能力。

2）跪位平衡训练：老人呈跪位，康复人员双手扶持患者骨盆，协助老人完成重心左右移动、老人负重、身体调整反应等各项训练。

3）腋拐、腋拐步行。

（5）疼痛与肿胀的处理：可用蜡疗、超短波、紫外线疗法、按摩等方法治疗。

3. 假肢选择应注意哪些问题

（1）老人的年龄和性别。

（2）老人截肢前的生活自理能力，是否有佩戴假肢和应用假肢的要求。

（3）老人的认知能力。

（4）老人实际功能的需要。

（5）有无影响假肢应用的全身系统性疾病以及其他肢体的功能状态。

（6）截肢部位、残肢功能和残肢条件。

（7）能否进行佩戴假肢后的康复功能训练。

（8）职业要求，生活方式与爱好，居住环境和经济承受能力。

（9）假肢零部件在当地的供应情况，在当地维修是否方便。

（10）在假肢部件和装配技术能达到时还要尊重老人本人、家属及单位的意见。

4. 穿戴假肢后应当注意哪些问题

（1）保持适当的体重。

（2）防止残肢肌肉萎缩。

（3）防止残肢肿胀及脂肪沉积。

（4）保持残肢皮肤和假肢接受腔的清洁。

（5）早期不应该长时间乘坐轮椅，避免发生髋关节屈曲外展畸形。

（6）假肢的保护：①接受腔的维护。②连接部件的维护。③对索控式假手和控制索系统的维护。④注意鞋后跟的高度。

57

第五章

老年先天残疾

一、什么是老年先天残疾

根据第二次全国残疾人抽样调查的资料显示，遗传或发育不良等先天致残比例为 6.54％，老年人先天性残疾，有些在出生时就能够看得见，有些在出生后几个月或长到几岁才显现出来。先天性残疾有些是由遗传因素造成的，这就是遗传病；也有些是环境因素或母体的变化，影响了胎儿的发育导致的。

二、如何预防老年先天残疾

58

事实上，老年人先天残疾的发生，大多数损害是可以预防的，需要做到以下几点：

1. 残疾需要终生预防

残疾预防是指在了解残疾原因的基础上，积极采取各种有效措施、途径、控制或延迟残疾的发生。对于每个人和家庭而言，预防残疾贯穿每个人的一生，覆盖每个家庭成员，在不同年龄阶段要注意预防不同类别的残疾。所以残疾预防应当结合年龄和残疾性质以及残疾高危因素，采取相应的措施，其核心是终生预防。

2. 重视低成本高效益的一级预防

根据世界卫生组织报告，三级预防是残疾预防的一个可行模式。其中一级预防最为重要，它是指让人们不得病，不受到伤害。针对不同疾病其预防措施不尽相同，下面主要介绍五种常见致残疾病的预防措施：

（1）脑血管疾病：高血压、高血脂、高血糖（三高）是心脑血管疾病的高危因素，其发生与不健康的生活方式密切相关。首先，应改变不良的生活方式，戒烟限酒，控制体重，其次，还应合理饮食、进行适当的运动。对于那些具有三高症状的高危人群应在医生指导下使用华法林和阿司匹林等药物。

（2）脑部疾病：包括脑炎、脑膜炎和脑血管疾病，它是导致智力残疾的首要致残原因，为了有效地预防与控制智力残疾的发生，应及时做好疫苗的接种工作，另外，注意不要被蚊子、蜱虫等寄生虫叮咬，同时注意个人卫生，提高防护意识。

（3）白内障：它是目前全球范围内致盲的首要原因，随着人口老龄化的到来，患有白内障的老年人越来越多，有报道显示，糖尿病、高血压、心脑血管疾

59

病、酗酒和长期吸烟均会使白内障的发生率明显增加。因此，应注意养成健康的生活方式，并加强老年人眼部营养和预防用药。另外，专家建议，每日摄入足够的维生素 A、维生素 C、维生素 E，锌和黄体素可预防或延缓白内障的发生，如多吃胡萝卜、动物内脏、蛋类以及乳类，并根据自己的需求补充鱼肝油等。

（4）老年性耳聋：老年性耳聋已成为我国听力残疾的首要致残原因。首先，降低噪音是预防老年性耳聋最重要的措施；其次，要限制脂肪的摄入，大量摄入脂肪会使血脂升高，最终使得耳部血管硬化；同时，要慎用对耳朵有毒害性的药物，如链霉素等；最后，还要积极治疗影响听觉的疾病，如高血压、冠心病、糖尿病等。

（5）精神分裂症：它是我国精神残疾的首要致残原因，为了预防精神分裂症的发生，面对有早期轻度认知障碍的患者，应及时给予增强记忆力和认知能力方面的治疗，具体实施时还应咨询相关专家。

3. 采取分年龄重点预防的策略

不同年龄人口面临着不同的致残风险：

（1）先天性残疾的发病多在出生前，其出现的风险主要集中在婴幼儿时期，那如何才能生出一个健康的宝宝显得尤为重要，因此建议：①要进行婚前和优生优育咨询。夫妇如有遗传及家族病史，或父母有严重的心、肝、肾疾病，在婚前应该向有关专家咨询，

60

以避免先天致残。②加强孕期保健。孕妇应保证摄入足够和均衡的营养，多吃牛奶、瘦肉、鸡蛋等高蛋白、低脂肪食物，还应多吃胡萝卜、蔬菜、水果等富含维生素的食物，并适当补充钙、铁、锌等微量元素，如海带、谷物、豆类等。③定期进行产前检查。产前B超检查有助于进行胎盘位置、胎龄及多胎的测定，并检测是否有胎儿异常等情况。④避免药物的不良影响。怀孕后不可自作主张吃药，生病时应在医生指导下服药，如患有甲亢的妇女，怀孕后也要在医生的指导下，调整用药种类及剂量，以免影响胎儿的发育。

（2）到了受教育的年龄段，传染性疾病致残（如小儿麻疹、脊髓灰质炎、流行性脑炎等）及伤害致残（如跌落、交通事故等）的比重迅速增加。应定期接种育苗，加强青少年的安全意识教育，减少悲剧的发生。

（3）到工作年龄段，创伤及伤害致残（如空难、大面积烧伤、坠落、埋压等）的比例达到最高水平，有资料显示，男性因创伤及伤害导致的致残比例远高于女性。要加强职业防护教育，强调安全意识。

（4）到了中老年阶段，非传染性疾病致残（如慢性心脑血管疾病、肿瘤、慢性阻塞性肺疾病、精神疾病等）致残的比例较高。此阶段应规律生活，平衡饮食，积极锻炼，改变不良生活习惯。

61

第六章

老年听力残疾

一、什么是老年性耳聋

老年性耳聋是指年龄在 60 岁以上
化引起听觉功能障碍，没有其他原因而出
行性感音神经性耳聋。老年性耳聋可分为 4 种类型

    1. 感音性耳聋　以损害频率高的声音最为明
也被称为"大人听不到的铃声"或"蚊音"。

    2. 神经性耳聋　以损害语言识别能力最为明显。

    3. 血管性耳聋　语言识别能力尚好，但听力曲线
呈平坦下降。

    4. 耳蜗传导性耳聋　以损害频率高的声音较为明
显，所以一般的说话声音他们听得见。50％的老年性
聋患者耳聋为以上单一类型，25％的患者耳聋为两种
或以上类型的，另外25％的患者疾病严重程度与听力
损失类型没有关系。

二、为什么会出现老年性耳聋

1. 年龄因素　随着年龄的增长，听觉系统中组织细胞、听觉器官、听神经的衰老会引起老年性耳聋的发生。

2. 遗传因素

3. 内外环境的影响

（1）一些疾病的影响：高血压、动脉硬化、糖尿病以及高脂血症，这些疾病可导致听觉器官营养供应不良，导致耳部细胞萎缩变形。动脉硬化还可引起耳部神经发生改变从而诱发耳聋。

（2）噪声的损伤：噪声的损伤是人体在生命过程中，间断受到的各种环境噪声损伤的积累。其中包括交通噪声、打击音乐、摇滚音乐、火器发射等。在噪声的刺激下，听觉器官和脑血管处于兴奋和紧张状态，长期造成听觉器官供血不足，听觉细胞功能下降，导致听力逐渐下降。

（3）维生素缺乏：维生素缺乏可致红细胞弹性降低，难以通过末梢微血管，导致听觉细胞缺氧，特别是缺乏维生素 D 时，内耳听觉细胞会发生病变。

（4）微量元素缺乏：据统计老年性耳聋患者 30％~58％有程度不同的缺锌，补锌后有 20％~28％患者听力有所改善，25％~40％耳鸣减轻。同时，补充铁剂可扩张耳部血管，增加供血量，增加红细胞功能，可有效防止听力减退。

（5）耳毒性药物：一些药物，如链霉素、庆大霉素、卡那霉素、新霉素、氯霉素等，都对耳部有一定损害。

三、老年性耳聋有哪些表现

老年性聋的典型症状主要是：不明原因的双耳对称性、缓慢进行性听力减退，并以言语交往困难为主要特征，耳聋起病隐匿、进展缓慢。一般双耳同时发病，也可两耳先后起病，或一侧较重。患者对低声听不清，对高声又耐受不了，对缓慢简单的语言尚能理解，若讲话速度较快或环境噪声较强，即感到领会困难。常常伴有高调耳鸣，开始为间歇性的，以后渐渐加重成为持续性的。

四、如何处理老年性耳聋

64

1. 饮食方面

饮食宜清淡，少吃高胆固醇（如动物内脏）、高脂肪饮食（如动物脂肪），多吃蔬菜水果等富含维生素的食物。

2. 避免长时间的噪音刺激

凡声音强度超过 90 分贝即可损伤听力，因此，要远离噪音的环境如放鞭炮、喇叭、尖叫声等，听见刺激性声音应尽快离开或掩耳，以免损伤耳膜和内耳细胞。

3. 积极治疗引起耳聋的疾病

如尽量糖尿病、高血压、心血管疾病、高血脂等，定期体检，监测血压、血脂和血糖等。

4. 服用神经营养和血管扩张药物

目前尚无对本病的有效治疗方法，只能减缓老年性耳聋的进展，定期做听力检查，当听力减退时，可在医生的指导下服用神经营养药和血管扩张药。

（1）扩张血管改善微循环，如西比灵、潘生丁、地巴唑、尼莫地平、培他啶、丹参、脉络宁、络欣通、地奥心血康及低分子左旋糖酐等。

（2）维生素 A、维生素 E 及复合 B 族维生素等。

（3）活血化瘀开窍行气之中药，如益气复聪汤、六味地黄丸、愈风宁心片、松龄血脉康、耳聋佐慈丸、耳通等。

药物治疗无效者可配用助听器。及配用适当的助听器。尽量恢复或部分恢复已丧失的听力，保存并利用残余的听力。

65

5. 心理方面

老年残疾人听力下降，造成与外界的沟通和联系产生障碍，容易产生焦虑、孤独、社交障碍等一系列心理问题，因此，应加强与老年残疾人的沟通交流，及时发现问题，应给予精神慰藉，帮助其舒缓心情。

五、如何使用助听器

助听器是一种帮助聋人听取声音的扩音装置。它主要由微型传音器、放大器、耳机、耳模和电源等组成。一般需要经过耳科医生或听力学家详细检查后才能正确选用。语频平均听力损失35~80分贝者均可使用，听觉效果（见表6-1）；听力损失60分贝左右效果最好。单侧耳聋一般不需配用助听器。双侧耳聋者，若两耳损失程度大体相同，可用双耳助听器或将单耳助听器轮换戴在左、右耳；若两耳听力损失程度差别较大，但都未超过50分贝者，宜给听力较差耳配用；若有一耳听力损失超过50分贝，则应给听力较好耳配戴。用助听器者要经调试和适应过程，以达到满意效果。

表6-1　听觉效果

声音	树叶微动	轻声交谈	正常说话	大声呼喊	汽车喇叭	载重汽车	飞机发动机
强弱（分贝）	10	20~30	40~50	70~80	90	100~110	120~130

助听器大致可分为集体式、台式和携带式 3 类。携带式按其放置部位不同又可分为盒式、眼镜式、耳背式、耳内或耳道式。根据声波传导途径又可分为骨导助听器和气导助听器。耳背式、耳内式、耳道式 3 种助听器都是通过空气传导声音给聋耳；盒式和眼镜式助听器既有骨传导式又有空气传导式两种。

1. 盒式助听器 盒式助听器的放大器、传声器、电池及各种控制装置均装在一个盒子里，构成助听器机身，经过一条导线把耳机和机身连接起来。

（1）优点为：①操作方便，易于调节开关及音量调节旋钮等。②造价及维修费用低。③因耳机与传声器之间距离较远，造成声反馈的机会较少，可以做成较大功率输出的助听器。④电池使用时间长，更换方便。

（2）缺点为：①助听器与衣袋间摩擦噪声会影响言语的辨别率。②因其有一根导线暴露在外，很容易让别人看出自己是聋人，会使部分佩戴者产生心理压力和心理障碍，尤其是年轻的失聪者自尊心更强，多不愿佩戴盒式助听器。③由于人体障板作用，使外界声波中的低频成分反射到传声器，从而增加助听器放大的低频成分，可掩盖高频成分，降低了助听器的清晰度。

2. 眼镜式助听器 目前这种类型的助听器国内、外皆已很少流行。

67

（1）优点为：①助听器隐蔽在眼镜脚架里，不暴露在外，能满足聋人自尊的特殊心理。②传声器与耳机相距较远，可减少声反馈，提高助听器的声学效果；③排除了盒式助听器低频反射的干扰。

（2）缺点为：①不易大量生产，造价高、销售不便。②因增加了眼镜的重量，使耳部和鼻梁的负担加重。③佩戴不方便，引线易损坏。

3. 耳背式助听器　其机身在耳廓背后，与安放在耳甲腔的传声管相连。

（1）优点为：①体积小，放置在耳廓背后，既能帮助聋人改善听力又能满足聋人的心理需求。②它不像耳内式助听器需要专门定做，比眼镜式的重量轻，左右耳通用，便于大量生产和销售。

（2）缺点为：需专门配置一个与外耳道及耳甲腔形状一致的耳模。可因此而改变外耳道固有的共振频率峰值，会使佩戴者听觉不适应。

4. 耳内式助听器　它是按人耳的外耳道及耳甲腔的几何形状来制作一个空心壳，而根据聋耳的听力曲线设计放大器，然后将有关部件放在小小的空心外壳里，具有较好的应用前景。

（1）优点为：①比较隐蔽。②人耳固有的一些功能能够得到发挥，有益于提高听力。③有明显的提高高频听力的作用，可增加言语的清晰度。对一些高频听力损失较重的患者也能成功选配。④不易摔掉损坏。

（2）缺点为：①和耳背式助听器相比，其麦克风与授话器的位置较近，容易产生声反馈。②对老年人及双手欠灵活者来说，更换电池、调节音量还是不太方便。③有些老人会因为过多皮肤受封闭而感到不舒服。

5．耳道式助听器 它是目前最小的助听器，是在耳内式助听器的基础上发展起来、仅按外耳道口的形状大小来制作的，具有发展前途。还有可植入的耳道式助听器，它的优点在于隐蔽，并且由于助听器植入位置接近鼓膜，充分利用外耳的共振特性，声学效果较传统助听器更完美。

（1）优点为：①保留了外耳道的共振特性，聋耳容易适应。②隐蔽性更好。③耳廓集音，头部绕射及对声源的定位作用较耳内式还要明显。

（2）缺点为：①体积太小，调节不方便。②电池容量小，需经常更换。③需专门定做，不能批量生产。

六、如何保养助听器

1．防潮 助听器的保养，防潮是关键。切记助听器不能进水，洗脸、洗澡、游泳及下雨时务必将助听器取下。任何助听器的防潮方法都一样，每晚临睡前将助听器取下，放入盛有干燥剂的容器中（如果每天使用，此时可打开电池仓，而无需将电池取出）。当干燥剂的颜色发生变化时需做相应处理,必要时更新。助听器不要直接接触干燥剂,以防被受潮的干燥剂腐蚀。

2. 清洁 适当地清洁可以提高助听器的使用寿命及效果。因助听器需要经常佩戴,人体产生的排泄物(如耳垢、耳的分泌物等)会不同程度的影响助听器的使用寿命,所以要求每一个佩戴助听器的用户必须经常清洁助听器。助听器的具体清洁方法如下:每天使用完后,用干燥的软布将助听器表面的耳垢和汗液清洁干净。对于定制机,应检查声管是否被耳垢堵塞,麦克风入口是否有灰尘堵住。如发现该情况,则应用专用小毛刷将其清洁干净。对于耳背式助听器,如发现耳模的导声管被耳垢堵塞,应及时清洁干净,如耳模声管中有小水珠,应将小水珠吸出或甩干。对于盒式助听器,应将耳塞中的耳垢清洁干净。

3. 电池的保存与更换 购买助听器电池时,需注意电池型号,且不宜一次购买过多,并需保存在阴凉干燥处。使用者不用助听器时,应将电池仓门打开,将电池取出。当电池电量低于一定程度时,助听器将停止工作,或发出"嘀"的提示音,或音质变得粗糙不稳定,此时,应立刻更换电池,更换时注意电池极性。如长期不用则应将电池取出另放,以防电池漏液腐蚀助听器。

70

第七章

老年视力残疾

在正常情况下老年人眼睛的功能逐渐下降，视力比年轻时差。视力在日常生活中扮演着重要的角色，视力的下降严重影响了老年人的生活。在老年残疾人中，视力残疾占各类残疾的 25.53％，排第 3 位。随着年龄的增长，视力残疾或失明的可能性也在增加。

一、老年人视力不好怎么办

老年人视力不好会出现视力下降、看东西模糊或者看东西范围缩小。应该想办法尽量利用残余视力读读书、看看报、写写字，享受晚年的一些乐趣，能基本做到独立生活。可以在医生的指导下正确的选择合适的助视器，来改善或提高视力。

想要看清远处的东西可以使用望远镜。注意：两眼视力差不多的可以用双筒望远镜；两眼视力差得多的，视力好一点的眼睛使用望远镜。要看清近处的东西，可选择眼镜（老花镜）、放大镜等。

视力差的老年人在日常生活中更要注意安全，避免摔倒、碰伤，活动的地方要宽敞、明亮，家里地上、走道别堆放太多东西，家庭和社会也要尽量为他们提供方便、实用的工具、通道等。

二、如何处理老年性白内障

1. 什么是老年性白内障

由于种种原因使眼球的晶状体出现混浊就是白内障。白内障一开始没有不舒服，眼前可能会出现不动的黑点，就像有苍蝇来回飞，眼睛容易累，看东西变形，有些人看东西出现重影，白天更明显。当从暗的地方到明亮的地方时，或在明亮的灯下看书时视力模糊特别明显。少数人还有眼痛的表现。现在治疗白内障的最好的办法是手术治疗，也可以用药物治疗。

2. 老年性白内障怎么预防

（1）避免在强烈的阳光下照射，在大太阳天时，出门最好戴上太阳镜。

（2）加强用眼卫生，平时不用手揉眼，不用不干净手帕、毛巾擦眼、洗眼。看东西时间长应适当放松，坐久了应每隔1~2小时起身活动10~15分钟，朝远处看看，或做眼保健操。要有充足的睡眠，及时消除疲劳。

（3）积极防治慢性病，包括眼部的疾患及全身性疾病，尤其是糖尿病最易并发白内障，要及时接受治疗，有效地控制血糖。

3. 老年性白内障饮食应注意什么

（1）摄入足够的维生素：老年人平时应多吃番茄、菠菜、柚、橙、卷心菜等新鲜水果、蔬菜和动物的肝脏、谷类、豆类、蛋奶等。

（2）补充微量元素：多吃动物肝、肾、心、鱼虾、蛋黄、瘦肉、香菇、木耳、芝麻等。多吃含锌食物可以降低白内障发病率，如牡蛎、鱼、瘦肉、蛋类及奶制品。

（3）多喝茶：茶水对白内障可以起到有效的预防作用。

（4）多喝水，做菜的时候少放盐。

（5）少吃含胆固醇高的食物、油炸食品以及人造脂肪、人造黄油、动物脂肪。

（6）少摄入全脂奶粉、牛奶、奶油、奶酪、冰淇淋等含乳糖丰富的奶制品。

（7）烟、酒对视力有很大伤害，应及早戒烟、戒酒。

73

三、如何处理老年性青光眼

1. 什么是老年性青光眼

青光眼是由于眼的压力增高而引起的视力下降或看东西范围缩小，最终会导致失明。常见的表现有：眼睛突然严重胀痛，看东西很模糊，有些人看灯周围出现像雨后彩虹的光圈，有些人出问题的眼睛这边严重的头痛，还恶心呕吐。青光眼只要早点发现、早点治疗，绝大多数老年人都可以保持良好的视力。得了青光眼，一般用药物控制眼压，也可以用外科手术治疗。

2. 老年性青光眼应如何治疗

有人以为通过药物或手术将眼压控制在正常范围内，青光眼就完全治好了，是不对的。所以得了青光眼治疗必须持之以恒，像高血压、糖尿病一样需要终身治疗。青光眼必须长时间、有规律地治疗，要用哪种药，用不用换药，用一种药还是同时用几种药，每天点几次眼药，什么时候点，都应听眼科医生的安排。老年人也必须定期到眼科医院进行复查，接受恰当的治疗，才能防止青光眼进一步恶化，不然视力会变得更差，甚至引起失明。

3. 老年性青光眼怎么预防

（1）保持乐观的情绪：多数青光眼老人比较悲观，

平时担心很多事情，心情不好，因此老人家保持心情愉快有利于控制病情。

（2）注意天气的变化：很多青光眼发病出现在黄昏、傍晚时，阴天和寒冷的秋天、冬天，所以青光眼患者应该关注天气预报，强冷空气来临时尽量减少在室外活动的时间，一定要加衣保暖，并尽可能避免外出，少受寒气刺激，尤其是老年人，由于身体调节功能差，最好不要从热的地方立即到寒冷处，以免引发眼压波动。

（3）养成良好的生活习惯：要戒烟戒酒，不应暴饮暴食。空闲时多跟朋友交往、多散步。不要长时间看电视超过3小时，晚上看电视要打开大灯。注意不要喝太多水（特别是冬天），一般每次喝水不要超过500毫升。要劳逸结合，保持良好的睡眠，老年人睡觉前可以用热水泡脚、喝牛奶，可以更快的睡着，实在睡不着可以在医生指导下吃安眠药。要减少在光线暗的地方活动的时间。要尽量保持大便规律。不要长时间低着头做事。老人每年要量一次眼压，尤其是高血压老人。发现白内障、虹膜炎也要早点治疗，以免引起继发性青光眼。

4. 降眼压的饮食有哪些

（1）蜂蜜与甘油：青光眼食疗以蜂蜜为上乘。急性青光眼，口服蜂蜜或甘油100毫升，可缓解症状；慢性而眼压持续偏高者，可用蜂蜜或甘油加同样多的水冲好，每次喝50毫升，一天2次。若老人没有糖尿病，可以用这种方法。

（2）利水食物：多吃红豆、苡仁、西瓜、冬瓜、丝瓜、黄花菜等利水的蔬菜水果，也可以加上中西医常用的利水（尿）药对青光眼进行治疗，这种方法也被叫做辅佐疗法。

（3）润肠食物：青光眼老人常常几天一次大便，而且大便干结，不容易排出，这对机体很有害。可多服蜂蜜、麻油、菜油等植物油，以改善肠道的润滑度。还可以多吃香蕉、萝卜、梨、柠檬、柑桔、西瓜、香瓜、西红柿等瓜果与富含纤维素的蔬菜与粗粮等，使大便通畅，以免用力大便增加眼部压力。

四、如何处理老年性糖尿病视网膜病变

糖尿病是中老年中常见的一种慢性病，也会引起眼部的损害，如果把眼睛的晶状体比作镜头的话，视网膜就是镜头后面的底片，如果"底片"坏了会严重影响患者的视力，这就是最常见的糖尿病视网膜病变，简称"糖网"。其实很多"糖网"没有什么明显的症状，很多老人容易忽视。从光明变为黑暗是很多人都不能承受的，那么预防"糖网"应做好哪几点？

1. 控制好血糖 避免损伤老人的视力，减缓或

者阻止视网膜病变的根本方法是治疗糖尿病。原则上应当首先将血糖控制到正常或接近正常水平，空腹血糖控制在 7.8mmol/L 以下，餐后血糖控制在 11.1mmol/L 以下。

2. 降低血脂 摄取低脂饮食，并应用降血脂药物，防止视网膜黄斑的形成。

3. 控制血压 根据医生的嘱咐口服血管紧张素转化酶抑制剂（如卡托普利），对糖尿病性视网膜病变有减轻作用，因为它有抗高血压的作用。

4. 定期到医院检查眼底 随时保持警惕，一旦出现异常及时就诊，不要让病情转变成晚期，加重治疗的难度。如果老人已经是严重的糖尿病视网膜病变，就必须尽早手术。这虽说无法根治但还是能有效地避免视力再进一步恶化。

五、如何处理老年性高血压视网膜病变

高血压视网膜病变是指全身动脉血压持续性升高，造成血-视网膜屏障破坏，严重的话会出现视网膜脱落。早些时候老人可能没有什么感觉，直到视力下降，做眼底检查时发现。视网膜病变的程度与得高血压时间长短和病情严重程度关系很大。当血压降低、控制好后，眼底出血和渗出等病变也逐渐好转，一般治疗效果很好，但到晚期效果较差。老人在生活中应该关

77

注以下几个方面：

1. 养成良好的生活习惯 应避免烟酒，长期的吸烟，这样会导致动脉硬化。在短时间内大量的吸烟，会使得血压升高。所以，过量的烟酒都是诱发眼底血管病变的原因。

2. 预防高血压 如果血压偏高，就要及时就医，配合医生按时服药，一定要避免血压大幅度的波动。

3. 及时治疗咳嗽 中老年人毛细血管很脆，反复用力过度咳嗽会引发血管破裂，同时还要保持大便通畅。

4. 保持情绪的稳定 兴奋的情绪会容易使血压升高，悲伤的情绪会引起小血管的痉挛，这些都是眼底血管病变的原因。

第八章

智力残疾

一、什么是智力残疾

　　智力残疾又被叫做智力落后、智力障碍、智力低下或弱智等，我国对智力残疾的定义是：智力明显低于一般人的水平，并显示适应行为障碍。对于老年人而言，老年人智力残疾最为常见的是老年期痴呆。老年期痴呆包括阿尔茨海默病、血管性痴呆、混合性痴呆和其他类型痴呆，其中前两种疾病类型约占全部老年人痴呆的70％～80％。阿尔茨海默病是一个与年龄相关的疾病，年龄越大得病的人越多。

二、智力残疾有哪些危险因素

　　1. 先天性因素　怀孕和产期因素、遗传因素、母亲疾病、母体营养不良、不良理化因素（抽烟、喝酒、吸毒）等。

2. 分娩期间致残因素 产伤、新生儿颅内出血、接生时意外事故、脑膜炎、脑积水等。

3. 社会因素 近亲结婚、父母一方低智力，恶劣的教育条件会使孩子智力落后。

4. 环境因素 恶劣环境及环境污染、缺碘等也造成智力残疾。

三、智力残疾有哪些表现

智力残疾多发病于 60 岁以上，女多于男（1.5:1），健忘、外出迷路、性格改变是老年智力残疾的早期症状。逐渐可发展成为生活懒散，不爱整洁，不修边幅，食欲减退或饮食无度，白天睡觉，晚上失眠。如果没有得到足够的重视，以后还会出现记不清刚刚发生的事情，然后记不清以前发生的事情，最后连自己的名字、家在哪里、自己的亲人都会忘记，甚至生活都不能自理，大小便失去控制，多死于继发性感染（压疮、肺炎）和衰竭。

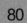
80

四、如何治疗智力残疾

1. 根据医生嘱咐服用西药

（1）改善脑代谢药：常用的有脑复康和都可喜等。

（2）改善认知功能药：目前常用乙酰胆碱酯酶抑

制剂，如盐酸多奈哌齐（安理申）。

（3）神经保护性药：可用抗氧化剂、雌激素替代剂，也可用维生素 E 和单胺氧化酶抑制剂司林吉兰。

（4）抗精神症状药：对抑郁情绪可选用四环类抗抑郁剂、选择性 5- 羟色胺再摄取抑制剂；对焦虑、失眠症可选用苯二氮䓬类抗焦虑药；对兴奋、躁动、幻觉及妄想等症可选用氟哌啶醇、甲硫哒嗪、氯丙嗪、利培酮等。

（5）神经生长因子：目前多采用脑内神经生长因子，对改善记忆力有较好的疗效。

（6）非甾体抗炎药：如消炎痛（吲哚美辛）、萘普生等。

（7）激素治疗：绝经期雌激素替代疗法可以降低妇女患智力残疾的危险性；

（8）锂盐：锂盐的长期效应有神经保护作用，可以起到缓解病程和治疗疾病的作用。

2. 根据医生嘱咐服用中草药

（1）人参：增强脑能量代谢，提高神经元的存活率，具有"益智"和抗衰老等功能；另外，还可提高免疫功能，镇静安神；调节中枢神经系统兴奋与抑制，改善脑的智能。

（2）何首乌、淫羊藿、菟丝子、锁阳、黄芪：有延缓神经衰老等脑保护作用。

（3）黄芪、生地、知母：可以延缓智残的进程。

81

（4）水蛭、川芎、葛根：具有扩张脑血管，增加脑血流量，降血液黏稠度，抑制血栓形成，延缓神经退化的作用；葛根还具有提高乙酰胆碱转移酶的活性，增加皮层和海马乙酰胆碱含量，改善智残老人学习、记忆功能的作用。

（5）银杏叶提取物：能够提高脑胆碱能神经功能，可延缓老年智残的发生及发展。

（6）芹菜甲素：从芹菜籽中提取，可以对神经细胞起到保护作用。

（7）五味子酚：具有抗氧化作用，利于智残老人的治疗和恢复。

3. 根据医生嘱咐服用中医方药

常用的方药有复圣散、当归芍药散、黄连解毒汤等，其作用机制在于能够明显扩张末梢血管和促进脑代谢活化，延缓老年智残的疾病进程。

（1）复圣散：含人参、地龙、漏芦。人参能大补元气，宁心益智，所含卵磷脂也是构成神经组织的主要成分，具有镇静安神、改善老人智力的作用。地龙有疏通血脉的功能，能显著降低血液黏度，增加脑血流量，改善脑组织的微循环，延缓老年人的神经退行性变。漏芦具有降血脂、抗氧化、抗动脉硬化，保护脑血管内皮细胞的作用。

（2）当归芍药散：有改善脑部物质代谢和活化的作用，可通过扩张末梢血管，抗血小板凝聚，改善智残老人短期记忆。

（3）黄连解毒汤：可以增加糖代谢率，改善脑血流量，缓解智残老人焦虑不安、失眠等精神症状。

（4）抑肝散：含钩藤、柴胡、茯苓、白术、川芎、当归、甘草等药物。钩藤、柴胡、茯苓、白术抑制中枢神经兴奋；钩藤降压、抑制血小板凝集作用；川芎、当归可以改变血液流变性，在治疗老年智残、谵妄、情感症、失眠、行为异常等颇有疗效。

（5）三黄泻心汤：方中黄芪、黄连对血小板凝集有抑制作用，用于治疗老年智残，抗复发疗效较好。

4. 选择中医治疗技术

（1）针灸法：可找专业的针灸师，灸任脉的神阙、气海、关元，督脉的命门、大椎、膏肓、志室，胃经的足三里穴（双），每次灸五壮（5个艾柱）。

（2）穴位注射法：穴位可选在双侧肾俞、足三里、三阴交，常用的注射液有人参注射液和复方丹参注射液。

（3）针刺法：通过多针透刺（如百会透四神聪；定神透水沟；足三里透丰隆；复溜透太溪等）来治疗老年智残的效果较为显著。有用药氧针刺结合的方法，取四神聪、百会、神门、丰盛、内关及肝俞、肾俞、足三里，同时把具有醒脑开窍、补益肝肾、活血化瘀作用的中药与氧气制成药雾吸入治疗，使针刺、药物、氧气三者同时发挥作用。

83

（4）气功疗法：气功是一种通过调气、凝神，达到自我身心锻炼和强身健体的活动。人体入静后，神气藏于心，精气归于肾，使肾经冲上填髓海，使脑髓充实，可以延缓智残老人记忆力减退进程，如果老人身体状况允许，可以在专业人士的指导下练习。

（5）按摩疗法：老人可自行按摩百会穴、足三里穴、涌泉穴等，使经脉宣通、血气调和，达到醒脑安神，通利关窍，增进智力的目的。

5. 康复训练　其中包括运动疗法、作业疗法、认知功能训练等。

五、如何促进老人智力残疾的康复

1. 日常生活

（1）如何对智力残疾老人进行日常生活的照料

1）穿衣：①先穿的放上面，后穿的放下面。②衣服不要太多纽扣，可以用拉链。不用皮带，用弹性裤腰带。③选不用系带的鞋子。④选宽松的内裤，女性胸罩选用前扣式。

2）吃饭：①按时吃饭，最好跟其他人一起。②如果老人不停地想吃东西，可以把用过的碗筷放入水池，提醒老人刚刚吃了饭。③什么东西都要吃点，不要偏食。④吃饭前可以把手洗干净，用手拿食物，也可以使用特制的方便使用的碗筷、调羹。⑤饭菜要简单、软滑，最好切成小块。⑥告诉老人怎么吃，必要时喂饭。⑦吃饭时，饭菜和汤水要分开，以免呛咳。⑧假牙要正确使用并每天用冷开水清洗。⑨每天喝几次水，注意不要太热、喝水别太急。

3）睡觉：①睡觉前让老人先上洗手间，避免其半夜醒来。②不要让老人在白天睡得过多，以免夜间无睡意。③给予老人轻声安慰，有助于老人入睡。④如果老人以为是白天，切勿与之争执，可陪伴老人一段时间，再劝说老人入睡。⑤智残老人睡眠常日夜颠倒，影响家属睡眠和工作，晚上可给老人服些安眠药以助眠。⑥劝阻老人不要饮酒、吸烟、喝浓茶、咖啡，以免影响睡眠质量。

（2）如何对智力残疾老人进行自我照顾能力的训练

对于轻、中度智残老人，应尽可能给予自我照顾的机会，并进行生活技能训练，如指导其洗漱、穿脱衣服、用餐、如厕等，以提高老年人的自尊。医务人员应理解老年人动手困难，适当的鼓励和赞扬其尽量自理的行为。

对于老人生活完全不能自理，长期卧床者应有专人陪伴照顾，要注意翻身和营养补充，防止皮肤溃烂、肺部感染及骨折等。

2. 服药的注意事项有哪些

（1）全程陪伴：智残老年人常忘记吃药、吃错药或重复吃药，所以老年人吃药时必须有人在旁陪伴，帮助老人将药物全部吃下。智残老年人常不承认自己有病，或者因幻觉、多疑而认为给的药物为毒药，所以他们常常拒绝服药。这是需要耐心的说服，向其解释，可以将药研碎拌在饭中吃下，对拒绝服药的老人，一定要看着老人把药吃下，让老人张开嘴，确认其咽下，防止老人在无人看管时将药物吐掉。

（2）重症老年人服药：吞咽困难的老人不宜吞服片剂，最好研碎后溶于水中服用；昏迷的老人可由胃管内注入药物。

（3）观察不良反应：人老感觉迟钝，加上智力残疾，有了病痛不能及时诉说，因此要观察老人有无脸红发热，面部有无痛苦表情。如发现异常，及时地报告医生，调整给药方案等。

（4）药物的保管：对伴有消极厌世、伤人毁物表现和抑郁症、自杀倾向的老年患者，一定要把药物管理好，放到其拿不到或找不到的地方。

3. 如何对智力残疾老人进行智能康复训练

（1）记忆训练：为老人念一串不按顺序的数字，从三位开始，每次增加一位，如124、1248、54389……念完后立即让老人复述，直至不能复述为止，以此训练老人的瞬时记忆；让其看几件熟悉的物品，如苹果、手机、笔……然后收起来，让老人回忆刚才看见了什么东西（物品数量可由少到多，看的时间可由长到短），以此训练短时记忆；让其回忆家里亲戚朋友、或者前几天看的电视剧内容以及家里发生的事情等，以训练长时记忆。鼓励老年人参加一些力所能及的社交活动，通过动作、语言、声音、图像等信息刺激，提高记忆力。对于记忆障碍严重者，可通过编写日常生活活动安排表、制订作息计划、挂放日历等，帮助记忆。对容易忘记的事或经常出错的程序，设立提醒标志，以帮助记忆。

（2）智力训练：如进行拼图游戏，对一些图片、食物、单词做归纳和分类，进行由易到难的数字概念和计算能力训练等。

（3）理解和表达能力训练：在讲述一件事情后，提出一些简单问题让老年人回答，让其解释一些词语的含义等。

（4）社会适应能力的训练：结合日常生活常识，训练老年人自我解决日常生活中的问题，如怎样找回家的路。

4. 如何保证智力残疾老人的安全

（1）提供较为固定的生活环境，尽可能避免搬家，当老人要到一个新地方时，最好能有他人陪同，直到老人完全熟悉了新的环境和路途。

（2）佩戴标识：备一张小卡片放在老人衣袋中。卡片上写明这是智残老人，同时写上姓名与电话号码，便于与家属联系，以防迷路或走失。

87

（3）防止意外发生：居室设施应简单，应无门槛、地毯等障碍，地面要防滑，床边最好有护栏。应将老人的日常生活用品放在其看得见、找得着的地方，减少室内物品位置的变动，在老人活动区域要安装夜用小灯。煤气、电源等开关要有安全装置，使老人不能随意打开。刀剪、药品、杀虫剂要收藏好，以防智残老人因不愿意给家人增加负担或在抑郁、幻觉或妄想的支配下发生自我伤害或伤及他人。当老人出现暴力时，不要以暴还暴，应保持镇定，尝试引开其注意力，找出导致其暴力表现的原因，针对原因采取相应的措施，防止类似事件再次发生。如果暴力事件频繁发生，与医生商量，可给予药物控制。

5. 心理护理

（1）陪伴关心老年人：鼓励家人多陪伴老人，多陪老年人外出散步，给予老年人各方面必要的帮助，或参加一些学习和力所能及的社会、家庭活动，使之消除孤独、寂寞感，感觉到家庭的温馨和生活的快乐，另外，也可让老年人来带小孩，增加晚年生活的乐趣。

（2）开导老年人：多安慰、支持、鼓励老人，遇到老人情绪悲观时，应耐心询问原因，予以解释，播放一些轻松愉悦的音乐以活跃情绪。

（3）维护老年人的自尊：与老人交往过程中尊重老人的人格；说话要和颜悦色，专心倾听，回答询问时语速要缓慢，语言应简单、直接、形象；多鼓励、赞赏、肯定老人在自理和适应方面做出的任何努力。切勿使用刺激性语言，避免使用呆傻、愚笨等词语。

（4）不嫌弃老年人：要有足够的耐心，态度温和，周到体贴，不厌其烦，积极主动地去关心照顾老年人，以实际行动温暖老年人的心灵。

六、如何预防智力残疾

1. 勤于学习，活跃大脑。热爱学习、勤于用脑的老人患老年智残的几率最小。因为学习、动脑或从事其他智力活动，可使大脑神经细胞兴奋性增强，思维明显活跃，从而促进大脑细胞的代谢，所以老年人应多看书看报，多参加下棋、猜谜语、脑筋急转弯等智力活动。

2. 调整饮食，增加营养。从预防的角度出发，老人应重视调整饮食结构，适当多进食富含优质蛋白质、多种维生素和微量元素的食品，如各种瘦肉、鱼、蛋、奶类、豆制品、新鲜蔬菜、水果和核桃、黑芝麻、香菇、海带等，戒除烟酒（酒精中毒是诱发智力残疾的重要因素）等不良嗜好，以免损伤大脑神经细胞，同时少吃以下几种对智力有损害的食物：

（1）含铅食品：铅是神经细胞的一大"杀手"，当血铅浓度达到 15 微克/100 毫升时，神经就会受到损害。含铅食品主要有爆米花、皮蛋、罐装食品或饮料等。

（2）含铝食品：人体每天摄铝量不应超过1毫克/升克体重。但是天天吃油条、粉丝、凉粉、油饼等就会造成铝摄入过多，从而影响脑细胞功能，导致记忆力下降，思维能力迟钝，常用铝锅、铝壶的老人也应该引起注意。

（3）含过氧脂质的食品：过氧脂质对人体有害，在胃肠内会破坏食物中的维生素，阻碍和干扰人体吸收蛋白质，还可使人体内某些代谢酶系统遭受破坏，促使大脑早衰或痴呆。含过氧脂质较多的食品主要有油温达200摄氏度以上的煎炸食品，如油条、肯德基炸鸡腿。

（4）含食盐、糖精过多的食品：吃过咸的食物，影响脑组织的血液供应，使脑细胞长期处于缺血、缺氧状态而智力迟钝，记忆力下降，甚至过早老化，老年人的饭菜不宜过咸。糖精，是以苯酐为原料加工合成，仅成甜味，无任何营养价值，用量应限制，否则会损害脑、肝等组织。

3. 加强锻炼，增强体质。"生命在于运动"，虽然人到了老年生理功能下降，但老年人可以适当参加健身运动、增强体质来减缓衰老进程。适宜老年人的有氧运动包括散步、慢跑、打太极拳、练太极剑、练气功、打门球、跳舞、练健身操和游泳等。并且应注意循序渐进、持之以恒的锻炼原则。

4. 调整心态，胸怀豁达。很多老人退休之后，在家闲居，整天无所事事，甚至产生"老无所用"的不良心理，这对老年人的健康极为不利。因此，老年人应多参加户外活动，广交朋友，保持家庭和睦团结，积极参加各种有益身心的活动，如唱歌、跳舞、绘画、写作、书法、摄影、垂钓等，使老年人的精神有所寄托，可以延缓老年智残的发展进程。

5. 生活规律，避免独居。现代研究显示，生活无规律，长期缺乏睡眠，单身独居，长期便秘等会增加患老年智残的风险。因此老年人应培养科学、健康、合理的生活方式，做到三餐定时定量，按时作息，保证充足的睡眠；单身独居者最好找个老伴，或与儿女同住；要加强对便秘的防治，保持大便通畅。

6. 治疗疾病，防止意外。老年智残的发生除了与遗传、教育水平低下等有关外，还与患脑血管病、发生颅脑外伤、煤气中毒、铅蓄积中毒等有直接关系。所以，老年人应加强对脑血管病的防治；避免发生颅脑外伤、煤气中毒等意外事故；注意远离含铅的环境，少吃含铅食品（例如皮蛋、粉丝）等。

91

第九章

与老年残疾人相关的政策支持

一、老年残疾人的供养

1. 我国对残疾人的供养包括哪些方面

我国对老年残疾人的供养大多体现在经济方面和物质方面，比如残疾人保障、保险与救济等。

2. 我国对老年残疾人的供养有哪些法律规定

（1）1994 年 7 月 5 日通过的《劳动法》对残疾人老年时期的物质保障做出规定，因工致残或者患职业病者可依法享受社会保险待遇。

（2）2003 年 4 月 27 日通过的《工伤保险条例》规定，对因工致残被鉴定为一级至四级伤残的职工，从工伤保险基金按月支付伤残津贴，在工伤职工达到退休年龄并办理退休手续后，停发伤残津贴，享受基本养老保险待遇。

（3）2006 年 1 月通过的《农村五保供养工作条例》第六条规定老年、残疾或者未满周岁的村民，无劳动能力、无生活来源又无法定赡养、抚养、扶养义务人，或者其法定赡养、抚养、扶养义务人无赡养、抚养、扶养能力的，享受农村五保供养待遇。

3. 老年残疾人供养有哪些便利的公共环境

（1）各个省市积极建立各种养护机构、"阳光之家"、"阳光心园"等，为残疾人提供机构养护、日间照料、居家养护等。

（2）各种社会福利企业，安置残疾人职工，同时，国家鼓励国有企业录用残疾人、鼓励年轻人同残疾人结对帮困。

（3）残疾人就业见习基地向中小学开放，让学生们主动养成关爱残疾人的品德，如上海市就是一个典范。

（4）各种补贴福利，如企业为残疾人交纳福利保险费用，房屋补贴、出行公交、职业培训等方方面面，也是能实实在在帮助残疾人的。

二、老年残疾人的护理和康复

93

1. 我国老年残疾人的护理和康复的有哪些特点

我国目前在老年残疾人口生活护理及康复服务上，倡导"一般＋特殊"的原则，形成日常生活护理服务与不同类型残疾人特殊需求服务相结合，非专业服务与专业护理互相补充和衔接的护理和康复保障体系。

2. 我国对老年残疾人的护理和康复有哪些法律规定

（1）2008 年，中共中央颁布的《中共中央国务院关于促进残疾人事业发展的意见》提出"依托社区开展为重度残疾人、智力残疾人、精神残疾人、老年残疾人等提供生活照料、康复养护等公益性、综合性服务项目，鼓励发展残疾人居家服务"。

（2）《工伤保险条例》规定，对已经评定伤残等级并经劳动能力鉴定委员会确认需要生活护理的，从工伤保险基金按月支付生活护理费。生活护理费按照生活完全不能自理、生活大部分不能自理或者生活部分不能自理三个不同等级支付，其标准分别为统筹地区上年度职工月平均工资的50％、40％、30％。

（3）《中华人民共和国残疾人保障法》中明确规定国家保障残疾人享有康复服务的权利。各级人民政府和有关部门应当采取措施，为残疾人康复创造条件，建立和完善残疾人康复服务体系，并分阶段实施重点康复项目，帮助残疾人恢复或者补偿功能，增强其参与社会生活的能力。

94

三、老年残疾人无障碍建设

1. 什么是无障碍建设

无障碍具体是指物质环境的无障碍和信息交流的

无障碍，我国无障碍环境建设起步较晚，最初主要从指定和推广盲文、手语开始，近几年逐渐完善到通道、电（楼）梯、平台、房间、洗手间、席位、音响提示以及其他相关生活的设施。

2. 无障碍建设有哪些实施规范

《中华人民共和国残疾人保障法》中规定，无障碍设施的建设和改造，应当符合残疾人的实际需要。公共服务机构和公共场所应当创造条件，为残疾人提供语音和文字提示、手语、盲文等信息交流服务，并提供优先服务和辅助性服务。公共交通工具应当逐步达到无障碍设施的要求，有条件的公共停车场应当为残疾人设置专用停车位。国家鼓励和扶持无障碍辅助设备、无障碍交通工具的研制和开发。

3. 对于住宅而无障碍设施的具体要求有哪些

（1）改造无障碍通道：住宅的垂直交通应用坡道代替楼梯，坡道的坡度宜为 1:12，最大不超过 1:10，坡道栏杆 0.6 米处应增设扶手；

（2）加宽走道宽度及出入口（门）宽度：由于使用轮椅，残疾人需要的走道宽度与出入口宽度要大于正常人，宽度在 1.2 米比较适宜；

（3）增设辅助装置：在卧室、卫生间等残疾人常用的房间增设扶手、拉手、门铃等以方便残疾人的活动。其位置要处在残疾人坐轮椅上时所能达到的范围。

四、老年残疾人精神慰藉与心理建设

1. 法律保障

《中华人民共和国残疾人保障法》规定，各级人民政府和有关部门鼓励、帮助残疾人参加各种文化、体育、娱乐活动，积极创造条件，丰富残疾人精神文化生活。

2. 残疾人精神卫生相关组织与机构有哪些

（1）中国心理卫生协会残疾人心理卫生分会是在中国心理卫生协会领导下成立的，致力于残疾人心理卫生（包括从事视力残疾、听力语言残疾、肢体残疾、智力残疾、精神残疾等六种残疾人的心理、医疗、康复、教育、职业训练、福利和各种防残助残工作）事业。

（2）一些大中城市的残疾人组织先后开办了残疾人心理康复咨询机构，培训了一批心理康复工作者，为当地的残疾患者提供心理咨询服务。

五、各级残疾人联合会如何帮助老年残疾人

1. 什么是残疾人联合会

中国残疾人联合会简称中国残联，是由中国各类

残疾人代表和残疾人工作者组成的全国性残疾人事业团体，由国家法律确认和国务院批准的残疾人统一组织。它是在中国盲人聋哑人协会和中国残疾人福利基金会的基础上，于1988年3月11日在北京正式成立的。

2. 残疾人联合会是做什么的

中国残联具有代表、服务、管理三种职能，分设中国盲人协会、中国聋人协会、中国肢残人协会和中国智残人、精神病残疾人亲友会等残疾人专门协会。省（自治区、直辖市）、市（自治州）、县（区）成立的各级残疾人联合会是中国残联的地方组织，受同级政府领导，上级残联指导。街道、乡镇及残疾人比较集中的企业、事业单位建立的残疾人基层群众组织，受当地残联的业务指导。

3. 各级残疾人联合会有哪些职责

（1）省（自治区、直辖市）残联：由省（自治区、直辖市）政府领导，业务上接受中国残疾人联合会指导。依据《中国残疾人联合会章程》规定，其机关主要任务是：

1）贯彻执行国家有关残疾人工作的方针、政策和法规，协助政府研究、制订和实施残疾人事业的法规、政策、规划和计划，对相关业务领域进行指导和管理。

2）听取残疾人意见，反映残疾人需求，维护残疾人合法权益，全心全意为残疾人服务。

3）团结、教育残疾人遵守法律，履行应尽的义务，发扬乐观进取精神，自尊、自信、自强、自立，为社会主义建设贡献力量。

4）弘扬人道主义，宣传残疾人事业，沟通政府、社会与残疾人之间的联系，动员社会理解、尊重、关心、帮助残疾人。

5）开展残疾人康复、教育、劳动就业、扶贫、文化、体育、科研、用品供应、福利、社会服务、无障碍设施和残疾预防等工作，创造良好的环境和条件，扶助残疾人平等参与社会生活。

6）承担省（自治区、直辖市）人民政府残疾人工作协调委员会的日常工作。

7）监督和管理各类残疾人社会团体组织。

8）开展与港、澳、台地区和国际社会残疾人事业的交流与合作。

9）承办省（自治区、直辖市）人民政府及中国残疾人联合会交办的其他任务。

（2）市残疾人联合会：由市委，市政府领导，业务上接受省残联和市政府相关部门的指导，与各县（区）建立业务关系。其主要工作任务是：

1）听取残疾人意见，反映残疾人需求，维护残疾人合法权益，全心全意为残疾人服务。

2）团结、教育残疾人遵守法律，履行应尽的义务，发扬乐观进取精神，自尊、自信、自强、自立，为社会主义建设贡献力量。

3）弘扬人道主义，宣传残疾人事业，沟通政府、社会与残疾人之间的联系，动员社会理解、尊重、关心、帮助残疾人。

4）开展残疾人康复、教育、劳动就业、扶贫、文化、体育、科研、用品供应、福利、社会服务、无障碍设施和残疾预防等工作，创造良好的环境和条件，扶助残疾人平等参与社会生活。

5）协助政府制定和实施发展残疾人事业政策、规划和计划，调查、掌握残疾人状况，向政府提出决策建议，对有关业务领域进行指导和管理。

6）承担全市县（区）以上残联干部和企事业单位、乡镇残疾人组织负责人的培训工作，协助县（区）党委考察残联领导班子，做好残联干部的管理工作。

7）承担市政府残疾人工作协调委员会的日常工作。

8）组织实施按比例安置残疾人就业工作，指导、监督宏观管理残联系统的残疾人福利企业，会同有关部门制定监督实施残疾人社会福利生产的扶持保护政策。

9）统筹开展为残疾人事业的捐赠活动。

10）开展残疾人对外交流与合作事业。

11）承办市政府和省残联交办的其他事项。

（3）基层残疾人联合会：县及县级以下的残疾人联合会。基层残联的主要任务是：

1）准确调查、掌握残疾人的状况和需求，建档立卡。

2）核发"中华人民共和国残疾人证"。

3）密切联系残疾人，听取意见，反映要求，排忧解难。

4）宣传、贯彻残疾人保障法和有关残疾人事业的法规，维护残疾人的合法权益。

5）团结教育残疾人，遵守法律，履行义务，乐观进取，自尊、自信、自强、自立。

6）宣传残疾人事业，沟通政府与残疾人的联系，动员社会理解、尊重、关心、帮助残疾人。

7）协助政府研究、制定、实施残疾人事业的法规、政策和计划，优惠残疾人的措施，发展和管理残疾人事业。

8）开展残疾人康复、教育、劳动就业、社会保障、文化、体育等工作，促进残疾人"平等、参与、共享"。

六、老年残疾人享有哪些优惠政策

1. 残疾人在税收方面可以享受哪些优惠政策

（1）残疾人员个人提供的劳务，免征营业税。

（2）残疾人员的所得，由纳税人提出申请，报市地方税务局审核批准，暂免征收个人所得税。

（3）对民政部门举办的福利工厂和街道办的非中途转办的社会福利生产单位，凡安置"四残"人员占生产人员总数35%（含35%）以上，暂免征收所得税。凡安置"四残"人员占生产人员总数的比例超过10%未达到35%的，减半征收所得税。

（4）对民政部门举办的福利工厂用地，凡安置残疾人员占生产人员总数35%（含35%）以上的，暂免征收土地使用税。

2. 残疾人在减免规费方面可以享受哪些优惠政策

（1）凡残疾人本人从事手工业、商业、服务业、修理业等，规模较小的，登记费、个协会费、管理费减半收取。规模较大（雇用帮手）的，管理费按核定标准90%收取，各协会费适当收取。

（2）经核实，确属家庭特别困难的残疾人从事经营活动的，各所报请局里同意后，可免收登记费、会费和管理费。

（3）独资企业、合伙企业中的残疾人就业人员达30%以上的，按福利企业对待，管理费按核定标准的70%收取。

（4）残疾人领办独资企业、合伙企业的，登记费减半收取。

（5）凡残疾人本人从事图书、电子游戏、歌舞厅

(卡拉 OK)、台球、录相、影碟出租等经营，规较小的，管理费免收。规模较大（雇用帮手）的，残疾就业人员达30％以上（含30％）的，管理费按核定标准50％收取。

七、老年残疾人如何申请法律帮助和法律援助

老年残疾人遇到侵害或民事纠纷，可以向人民法院提起诉讼；向当地法律援助中心申请法律援助，也可向指定的残疾人法律权威机构申请法律援助或法律帮助，还可委托律师事务所或法律服务所办理有关事项。如果当事人对法院一审判决不服，需要提起上诉，可以向二审法院同级的法律援助机构、残疾人法律维权机构申请援助帮助，具体程序相同。

08检